最新 医療費の仕組みと基本がよ〜くわかる本

複雑な医療費の仕組みをすっきり解説！

［第5版］

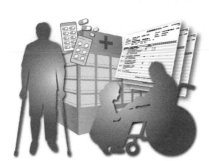

医療総研株式会社

伊藤 哲雄
森田 仁計 編著

秀和システム

はじめに

　駅や空港で、乗客・搭乗客の長い列ができる日が増え、街中を歩いていてもマスク姿の人はほんの数えるほどしかいない景色になってきました。併せて私たちをとりまく生活においては、賃金・物価・株価などが上昇の兆しをみせ「失われた30年」を取り戻すのではないかといった期待も抱かせています。ただその背景にある状況は、30年前と大きく様変わりしています。

　当時40代の働き盛りであった昭和22年〜24年生まれの「団塊の世代」が後期高齢者年齢に到達する、いわゆる2025年問題があります。その影響により、社会保障費の負担問題、質が高く効率的な医療提供機能への変化、高齢者の救急搬送の増加・軽症化などの変化が起こり、医療提供体制の大きな見直しが迫られていることは、皆さんよくご承知のとおりです。

　2024年度の診療報酬改定は、現下の社会情勢を受け、幅広い医療職種のベースアップ・賃上げにプラス改定部分の大半が充てられています。また病院などにおける食事提供の負担軽減のための食事基準額の引き上げが二十数年ぶりに実施されることなども主要項目としてあげられました。

　もちろん医療提供体制のベースは、医療機能の分化・強化・連携の推進、地域包括ケアシステムの構築におかれていることに変わりありません。今年度は2025年の前の年ということで、地域医療構想の仕上げを見通す年となるはずでしたが、まだ道半ばということでポスト2025を見据えた方針が打ち出され、2040年に向け大きく舵が切られました。

　改定の個別内容としては、地域包括医療病棟入院料、精神科地域包括ケア病棟入院料が新しく創設され、医療領域、精神領域とも地域包括ケアシステムの構築に向けて深化・推進を図っていく方針がさらに打ち出されました。また、少子化対策として働き方改革、医療DXの導入による医療機能強化も引き続き盛り込まれています。

　出生率がさらに低下する中、誰も経験したことのない規格外の少子高齢化に向けて、国・地域、私たち国民、そして医療機関がどのように対応していくかが今後の大きな課題となっています。本書も版を重ねること第5版となり、その課題解決に向け少しでもお役に立つことができれば幸甚です。

2024年4月　伊藤 哲雄

図解入門ビジネス
最新 医療費の仕組みと基本がよ〜くわかる本[第5版]

CONTENTS

第3章　医療費の基本的な仕組み

第4章　診療報酬の仕組み〜外来〜

第5章 診療報酬の仕組み〜入院〜

第6章 診療報酬の仕組み〜 DPC/PDPS制度〜

第7章 診療報酬の算定例

第8章　在宅医療の診療報酬

第9章　診療報酬と施設基準

第10章　患者負担の軽減制度

第 1 章

2024年度診療報酬改定の要点

　本年は、地域医療構想、地域包括ケアシステムの構築のゴールである 2025 年の前年であり、医療・介護・障害と各分野で同時改定が行われるなど、私たちにとって大変重要な年といえます。今回の改定では、処遇改善に大きなウェイトがかけられていますが、ベースでは地域医療構想に基づき、入院・外来ともさらなる機能の明確化が示されています。また、高齢者の増加に対応するため、救急車の受け入れの見直し、生活習慣病への対応などもあり、「幅広い医療職種に対する処遇改善」「生活習慣病診療の見直し」「高齢者救急の下り搬送への取り組み」など医療機関が対応すべき重要な改定項目が多々あります。

1-1

2024年度診療報酬改定の基本方針
医療従事者のベア対応＋0.61％、食事基準額1食＋30円

　　2024年度の診療報酬改定は本体部分が＋0.88％、薬価などを含めた全体改定率は−0.12％となりました。今回は政策的な目玉として、表題の看護職員など医療職種について2024年度にベア＋2.5％、2025年度にベア＋2.0％を実施していくための特例的な対応＋0.61％、入院時の食費基準額の引き上げ1食＋30円、40歳未満の勤務医師などの賃上げに資する措置分として＋0.28％程度などが盛り込まれました。

▶ 改定にあたっての基本認識

本改定の基本認識としては下記の項目があげられました。

- ・物価高騰・賃金上昇、経営の状況、人材確保の必要性、患者負担・保険料負担の影響を踏まえた対応
- ・全世代型社会保障の実現や、医療・介護・障害福祉サービスの連携強化、新興感染症などへの対応など医療を取り巻く課題への対応
- ・医療DXやイノベーションの推進などによる質の高い医療の実現
- ・社会保障制度の安定性・持続可能性の確保、経済・財政との調和

▶ 改定の基本的視点と具体的方向性

　基本的視点と具体的方向性は右ページの内容ですが、今回は、日本の経済的変化に伴う、医療従事者の人材確保や賃上げに向けた取り組みが、まず取り上げられました。2025年を翌年に控え、地域医療構想・地域包括ケアシステムを引き続き推進するという意味で、ポスト2025を見据えた医療機能の分化・強化・連携があげられました。また、食材費、光熱費などの物価高騰への対応、医薬品、診療材料の効率化・適正化についてもあらためて盛り込まれました。

改定の基本的視点と具体的方向性

(1)現下の雇用情勢も踏まえた人材確保・働き方改革等の推進【重点課題】

【具体的方向性の例】

○医療従事者の人材確保や賃上げに向けた取組

○各職種がそれぞれの高い専門性を十分に発揮するための勤務環境の改善、タスク・シェアリング／タスク・シフティング、チーム医療の推進

○業務の効率化に資するICTの利活用の推進、その他長時間労働などの厳しい勤務環境の改善に向けての取組の評価

○地域医療の確保及び機能分化を図る観点から、労働時間短縮の実効性担保に向けた見直しを含め、必要な救急医療体制等の確保

○医療人材及び医療資源の偏在への対応

(2)ポスト2025を見据えた地域包括ケアシステムの深化・推進や医療DXを含めた医療機能の分化・強化、連携の推進

【具体的方向性の例】

○医療DXの推進による医療情報の有効活用、遠隔医療の推進

○リハビリテーション、栄養管理及び口腔管理の連携・推進

○患者の状態及び必要と考えられる医療機能に応じた入院医療の評価

○外来医療の機能分化・強化等

○かかりつけ医、かかりつけ歯科医、かかりつけ薬剤師の機能の評価

(3)安心・安全で質の高い医療の推進

【具体的方向性の例】

○食材料費、光熱費をはじめとする物価高騰を踏まえた対応

○アウトカムにも着目した評価の推進

○重点的な対応が求められる分野への適切な評価（小児医療、周産期医療、救急医療等）

○生活習慣病の増加等に対応する効果的・効率的な疾病管理及び重症化予防の取組推進

○口腔疾患の重症化予防、口腔機能低下への対応の充実、生活の質に配慮した歯科医療の推進

○薬局の地域におけるかかりつけ機能に応じた適切な評価、薬局・薬剤師業務の対物中心から対人中心への転換の推進、病院薬剤師業務の評価

○薬局の経営状況等も踏まえ、地域の患者・住民のニーズに対応した機能を有する医薬品供給拠点としての役割の評価を推進

○医薬品産業構造の転換も見据えたイノベーションの適切な評価や医薬品の安定供給の確保等

(4)効率化・適正化を通じた医療保険制度の安定性・持続可能性の向上

【具体的方向性の例】

○後発医薬品やバイオ後続品の使用促進、長期収載品の保険給付の在り方の見直し等

○費用対効果評価制度の活用

○市場実勢価格を踏まえた適正な評価

○医師・病院薬剤師と薬局薬剤師の協働の取組による医薬品の適正使用等の推進

出典：厚生労働省「令和6年度診療報酬改定の基本方針」（抜粋）

賃上げに向けた評価の新設
各種医療機関ごとにベースアップ評価料が新設

社会情勢を鑑み看護職員、病院薬剤師その他の医療関係職種について賃上げを実施していくため、新たに各種ベースアップ評価料が新設されました。

▶ 外来・在宅、歯科、入院、訪問看護で各種ベースアップ評価料を新設

具体的な内容を、厚生労働省の資料「個別改定項目について（令和6年2月14日）」から抜粋します。

1. 外来医療又は在宅医療を実施している医療機関（医科）において、勤務する看護職員、薬剤師その他の医療関係職種の賃金の改善を実施している場合の評価を新設する。

   （新）外来・在宅ベースアップ評価料（Ⅰ）（1日につき）

2. 外来医療又は在宅医療を実施している医療機関（歯科）において、勤務する歯科衛生士、歯科技工士その他の医療関係職種の賃金の改善を実施している場合の評価を新設する。

   （新）歯科外来・在宅ベースアップ評価料（1日につき）

3. 外来医療又は在宅医療を実施し、入院医療を実施していない診療所であって、勤務する看護職員、薬剤師その他の医療関係職種の賃金の改善を強化する必要がある医療機関において、賃金の改善を実施している場合の評価を新設する。

   （新）外来・在宅ベースアップ評価料（Ⅱ）（1日につき）

4. 外来医療又は在宅医療を実施し、入院医療を実施していない歯科診療所であって、勤務する歯科衛生士、歯科技工士その他の医療関係職種の賃金の改善を強化する必要がある医療機関において、賃金の改善を実施している場合の評価を新設する。

   （新）歯科外来・在宅ベースアップ評価料（Ⅱ）（1日につき）

5. 病院又は有床診療所において、勤務する看護職員、薬剤師その他の医療関係職種の賃金の改善を実施している場合の評価を新設する。

（新）入院ベースアップ評価料（1日につき）

1　　入院ベースアップ評価料1　1点

2　　入院ベースアップ評価料2　2点

↓

165　入院ベースアップ評価料165　165点

6. 訪問看護ステーションにおいて、勤務する看護職員その他の医療関係職種の賃金の改善を実施している場合の評価を新設する。

（新）訪問看護ベースアップ評価料（Ⅰ）

7. 訪問看護ステーションであって、勤務する看護職員その他の医療関係職種の賃金の改善を強化する必要がある訪問看護ステーションにおいて、賃金の改善を実施している場合の評価を新設する。

（新）訪問看護ベースアップ評価料（Ⅱ）

8. 令和6年度及び令和7年度に賃金の改善を確実に実施するために、看護職員処遇改善評価料の施設基準を見直す。

入院ベースアップ評価料の区分

$$B = \frac{\text{対象職員の給与総額} \times 2分3厘 - (\text{外来・在宅ベースアップ評価料(I)及び 歯科外来・在宅ベースアップ評価料(I)により算定される点数の見込み}) \times 10円}{\text{当該保険医療機関の延べ入院患者数} \times 10円}$$

B	入院ベースアップ評価料の区分	点数
0以上1.5未満	入院ベースアップ評価料1	1点
1.5以上2.5未満	入院ベースアップ評価料2	2点
↓		
164.5以上	入院ベースアップ評価料165	165点

例として入院の内容を見てみると、入院ベースアップ評価料は165段階あり、上の算式に基づいて得られた数値を「入院ベースアップ評価料の区分」で照らし合わせ、該当する区分を届け出ることになっています。

1-3
入院基本料などの見直し
40歳未満の勤務医師、事務職員などの賃上げに資する

40歳未満の勤務医師、事務職員などの賃上げに資する措置として、入院基本料などの評価が見直されました。

▶ 入院基本料の見直しに関する基本的な考え方

1-2で述べた医療職とは別枠で、40歳未満の勤務医師、事務職員などの賃上げに資する措置として、入院基本料などの評価が見直されました。併せて退院後の生活を見据え、入院患者の栄養管理体制の充実を図る観点から、栄養管理体制の基準を明確化するとされています。

また、人生の最終段階における適切な意思決定支援を推進する観点から、当該支援に係る指針の作成を要件とし、さらに、医療機関における身体的拘束を最小化する取り組みを強化するため、医療機関において組織的に身体的拘束を最小化する体制の整備を求めるという内容となっています。

▶ 入院基本料見直しの具体的な内容

具体的な内容を、厚生労働省の資料「個別改定項目について（令和6年2月14日）」から抜粋します。

1. 入院基本料等の評価を見直す。
2. 入院料の施設基準における栄養管理体制の基準に、標準的な栄養評価手法の活用及び退院時も含めた定期的な栄養状態の評価を栄養管理手順に位置づけることを明確化する。
3. 入院基本料及び特定入院料を算定している医療機関において、厚生労働省「人生の最終段階における医療・ケアの決定プロセスに関するガイドライン」等の内容を踏まえた適切な意思決定支援に係る指針を作成していることを要件とする。（略）

4. 入院料の施設基準に、患者又は他の患者等の生命又は身体を保護するため緊
　急やむを得ない場合を除き、身体的拘束を行ってはならないことを規定する
　とともに、身体的拘束の最小化の実施体制を整備することを規定する。（略）

見直し例

●一般病棟入院基本料

名称		改定後点数	現行点数	増加分
1 急性期一般入院基本料	イ 急性期一般入院料1	1,688点	1,650点	38点
	ロ 急性期一般入院料2	1,644点	1,619点	25点
	ハ 急性期一般入院料3	1,569点	1,545点	24点
	ニ 急性期一般入院料4	1,462点	1,440点	22点
	ホ 急性期一般入院料5	1,451点	1,429点	22点
	ヘ 急性期一般入院料6	1,404点	1,382点	22点
2 地域一般入院基本料	イ 地域一般入院料1	1,176点	1,159点	17点
	ロ 地域一般入院料2	1,170点	1,153点	17点
	ハ 地域一般入院料3	1,003点	988点	15点
特別入院基本料		612点	607点	5点

●精神病棟入院基本料

名称	改定後点数	現行点数	増加分
1　10 対1入院基本料	1,306点	1,287点	19点
2　13 対1入院基本料	973点	958点	15点
3　15 対1入院基本料	844点	830点	14点
4　18 対1入院基本料	753点	740点	13点
5　20 対1入院基本料	697点	685点	12点
特別入院基本料	566点	561点	5点

●障害者施設等入院基本料

名称	改定後点数	現行点数	増加分
1　7 対1入院基本料	1,637点	1,615点	22点
2　10 対1入院基本料	1,375点	1,356点	19点
3　13 対1入院基本料	1,155点	1,138点	17点
4　15 対1入院基本料	1,010点	995点	15点
特別入院基本料	984点	969点	15点

※その他の病棟については各資料を参照
出典：厚生労働省「個別改定項目について（令和6年2月14日）」

1-4

高度急性期・急性期医療の見直し
地域における急性期医療充実に向けて

地域医療構想における機能の明確化に向けて、急性期充実体制加算、総合入院体制加算、急性期一般入院料1の平均在院日数、一般病棟用の重症度、医療・看護必要度の評価項目及び施設基準の見直しが行われました。

▶ 見直しの具体的な内容

具体的な内容を、厚生労働省の資料「個別改定項目について（令和6年2月14日）」から抜粋します。

●①急性期充実体制加算の見直し

1. 悪性腫瘍手術等の実績要件のうち多くの基準を満たす場合とそれ以外であって小児科又は産科の実績を有する場合に応じた評価を行う（急性期充実体制加算2の新設）。
2. 小児科、産科及び精神科の入院医療の提供に係る要件を満たす場合について、小児・周産期・精神科充実体制加算を新設。
3. 許可病床数300床未満の医療機関のみに適用される施設基準を廃止。
4. 化学療法の実績要件について、外来で化学療法を実施している割合が一定以上であることを追加。
5. 悪性腫瘍手術等の実績要件に、心臓胸部大血管手術に係る手術実績を追加。

急性期充実体制加算見直し

		改定後	現行点数
		急性期充実体制加算1	急性期充実体制加算
イ	7日以内の期間	440点	460点
ロ	8日以上11日以内の期間	200点	250点
ハ	12日以上14日以内の期間	120点	180点
		急性期充実体制加算（新設）	
イ	7日以内の期間	360点	
ロ	8日以上11日以内の期間	150点	
ハ	12日以上14日以内の期間	90点	

出典：厚生労働省「個別改定項目について（令和6年2月14日）」

●②総合入院体制加算の見直し

1. 総合入院体制加算1及び2について、全身麻酔による手術の件数に係る要件及び評価を見直す（800件以上→1,200件以上）。
2. 急性期充実体制加算と同様に「特定の保険薬局との間で不動産取引等その他の特別な関係がないこと。」を要件に加える。

総合入院体制加算

	名称	改定後	現行点数
1	総合入院体制加算1	260点	240点
2	総合入院体制加算2	200点	180点

出典：厚生労働省「個別改定項目について（令和6年2月14日）」

●③急性期一般入院料1における平均在院日数の基準の見直し

急性期一般入院料1の施設基準のうち平均在院日数の基準について、18日から16日に見直す。

●④一般病棟用の重症度、医療・看護必要度の評価項目及び施設基準の見直し

急性期入院医療の必要性に応じた適切な評価を行う観点から、一般病棟用の重症度、医療・看護必要度について、必要度の判定に係る評価項目及び該当患者割合の基準を見直す。

1-5

一般病棟用の重症度、医療・看護必要度見直し
急性期一般入院料1の基準が厳格化

2024年度の改定においても、一般病棟用の重症度、医療・看護必要度の評価項目の見直しが行われました。特に、急性期一般入院料1は基準割合の見直しやB項目の廃止など、基準が厳格化されました。

▶ 看護必要度の評価項目の見直し

2024年度の診療報酬改定においても、一般病棟用の重症度、医療・看護必要度（以下、「看護必要度」とする）の評価項目の見直しが行われました。例えば、「注射薬剤3種類以上の管理」の項目は、7日間を該当日数の上限とするとともに、対象薬剤からアミノ酸・糖・電解質・ビタミンなどの静脈栄養に関する薬剤が除外されました。また「救急搬送後の入院」や「緊急に入院を必要とする状態」の項目についても、評価日数が5日から2日間に変更となりました。

このように病院によっては看護必要度が満たしづらくなる見直しが入りました。さらに今回の改定で「短期滞在手術等基本料の対象手術等を実施した患者」が評価対象として追加されました。

▶ 入院料1の厳格化が進む

今回の看護必要度の改定で、急性期一般入院料1の看護必要度の該当患者の要件が大きく見直されました。具体的には、看護必要度のB項目による評価が削除され、該当患者割合の基準として「割合（1）：A3点以上またはC1点以上に該当する割合」と「割合（2）：A2点以上又はC1点以上に該当する割合」の2つの割合が一定以上求められることになりました。看護必要度IIで届け出ている入院料1の病院において、割合（1）は20%以上、かつ割合（2）は27%以上をクリアすることが必要となってきます。平均在院日数の見直し（18日から16日へ短縮）など、入院料1の基準が年々厳格化されています。

▶ 看護必要度Ⅱを要件とする対象病院の拡大

　看護必要度の評価方法には、看護師による評価を用いる**看護必要度Ⅰ**とレセプト電算処理システム用コードを用いる**看護必要度Ⅱ**があります。今回の改定では、看護必要度の測定に係る負担軽減及び測定の適正化をさらに推進する観点から、看護必要度Ⅱを要件とする対象病院が拡大されました。

　これまでは、200床以上の急性期一般入院料1と400床以上の急性期一般入院料2～5が対象でしたが、今回の改定で「200床未満の急性期一般入院料1（例外あり）」「200床以上の急性期一般入院料2・3」「救命救急入院料2もしくは4または特定集中治療室管理料」などを算定する病棟が対象として追加されました。

一般病棟用の重症度、医療・看護必要度の施設基準の見直し

●現行

名称		必要度Ⅰ	必要度Ⅱ
急性期一般入院料1	許可病床200床以上	31%	28%
	許可病床200床未満	28%	25%
急性期一般入院料2	許可病床200床以上	27%	24%
	許可病床200床未満	25%	22%
急性期一般入院料3	許可病床200床以上	24%	21%
	許可病床200床未満	22%	19%
急性期一般入院料4	許可病床200床以上	20%	17%
	許可病床200床未満	18%	15%
急性期一般入院料5		17%	14%

●改定後

名称	必要度Ⅰ	必要度Ⅱ
急性期一般入院料1	割合①：21% 割合②：28%	割合①：20% 割合②：27%
急性期一般入院料2	22%	21%
急性期一般入院料3	19%	18%
急性期一般入院料4	16%	15%
急性期一般入院料5	12%	11%

【該当患者の基準】
●急性期1
　割合①…以下のいずれか。「A得点が3点以上」「C得点が1点以上」
　割合②…以下のいずれか。「A得点が2点以上」「C得点が1点以上」
　※B項目については、基準からは除外するが、当該評価票を用いて評価を行っていること。
●急性期2～5等
　以下のいずれか。「A得点が2点以上かつB得点が3点以上」「A得点が3点以上」「C得点が1点以上」

1-6

医師事務作業補助体制加算の見直し
医師の働き方改革をさらに後押し

2024年の医師働き方改革の実施のスタートを受けて、医師の業務軽減に大きく貢献している医師事務作業補助者加算が一律20点加算されました。併せて、医師事務作業補助体制加算1の要件に、医師事務作業補助者の勤務状況及び補助が可能な業務内容を定期的に評価することが望ましいことを追加するとされました。

▶ 医師事務作業補助体制加算対象入院料

以下のように、多くの入院料が対象となっています。

一般病棟入院基本料、療養病棟入院基本料、精神病棟入院基本料、特定機能病院入院基本料、障害者施設等入院基本料、有床診療所入院基本料、救命救急入院料、特定集中治療室管理料、回復期リハビリテーション病棟入院料、地域包括ケア病棟入院料、特殊疾患病棟入院料、緩和ケア病棟入院料、精神療養病棟入院料、認知症治療病棟入院料、地域移行機能強化病棟入院料など。

●15対1の基準

15対1補助体制加算の場合は「医師の負担の軽減及び処遇の改善に資する計画」に基づき、医師事務作業補助者を当該加算の届出を行った病床数15床ごとに1名以上配置していることが必要で、以下病床数ごとの補助者の配置で各加算となります。

●対象とならない業務

以下の業務は対象外ですので注意が必要です。

・ 医師以外の職種の指示の下に行う業務、診療報酬の請求事務
・ 窓口・受付業務、医療機関の経営・運営のためのデータ収集業務
・ 看護業務の補助及び物品運搬業務 など

●施設基準への追加

　医師事務作業補助体制加算1の要件として、施設基準に「医師事務作業補助者の勤務状況及び補助が可能な業務内容を定期的に評価することが望ましい」の文言が追加されました。

医師事務作業補助体制加算

●1　医師事務作業補助体制加算1

	改定後	現行
イ　15対1補助体制加算	1,070点	1,050点
ロ　20対1補助体制加算	855点	835点
ハ　25対1補助体制加算	725点	705点
ニ　30対1補助体制加算	630点	610点
ホ　40対1補助体制加算	530点	510点
ヘ　50対1補助体制加算	450点	430点
ト　75対1補助体制加算	370点	350点
チ　100対1補助体制加算	320点	300点

●2　医師事務作業補助体制加算2

	改定後	現行
イ　15対1補助体制加算	995点	975点
ロ　20対1補助体制加算	790点	770点
ハ　25対1補助体制加算	665点	645点
ニ　30対1補助体制加算	580点	560点
ホ　40対1補助体制加算	495点	475点
ヘ　50対1補助体制加算	415点	395点
ト　75対1補助体制加算	335点	315点
チ　100対1補助体制加算	280点	260点

出典：厚生労働省「個別改定項目について（令和6年2月14日）」

1-7

時間外対応加算の見直し
情報化社会の進展に対応

かかりつけ医制度の構築及び近年の情報化社会の進展に伴うサービスの多様化に対応する観点から、時間外対応加算について、時間外の電話対応などの多様な在り方を考慮した評価体系とするために時間外対応加算2が新設されました。

▶ 時間外対応加算の算定要件、施設基準など

以下は厚生労働省資料「個別改定項目について（令和6年2月14日）」からの抜粋です。

●時間外対応加算の算定要件

別に厚生労働大臣が定める施設基準に適合しているものとして地方厚生局長等に届け出た保険医療機関（診療所に限る。）において再診を行った場合には、当該基準に係る区分に従い、次に掲げる点数をそれぞれ所定点数に加算する。

時間外対応加算見直し	
改定後	現行
【時間外対応加算】 イ　時間外対応加算1　5点 ロ　時間外対応加算2　4点（新設） ハ　時間外対応加算3　3点 ニ　時間外対応加算4　1点	【時間外対応加算】 イ　時間外対応加算1　5点 ロ　時間外対応加算2　3点 ハ　時間外対応加算3　1点

出典：厚生労働省「個別改定項目について（令和6年2月14日）」

●時間外対応加算1に関する施設基準

診療所を継続的に受診している患者からの電話等による問い合わせに対し、原則として当該診療所において、当該診療所の常勤の医師、看護職員又は事務職員等により、常時対応できる体制がとられていること。なお、週3日以上常態として

勤務しており、かつ、所定労働時間が週22時間以上の勤務を行っている非常勤の医師、看護職員又は事務職員等により、常時対応できる体制がとられている場合には、当該基準を満たしているとみなすことができる。また、やむを得ない事由により、電話等による問い合わせに応じることができなかった場合であっても、速やかに患者にコールバックすることができる体制がとられていること。

●時間外対応加算2に関する施設基準（新設）

　診療所を継続的に受診している患者からの電話等による問い合わせに対し、診療所の非常勤の医師、看護職員又は事務職員等が、常時、電話等により対応できる体制がとられていること。また、必要に応じて診療録を閲覧することができる体制及びやむを得ない事由により、電話等による問い合わせに応じることができなかった場合であっても、速やかに患者にコールバックすることができる体制がとられていること。

●時間外対応加算3に関する施設基準

　診療所を継続的に受診している患者からの電話等による問い合わせに対し、標榜時間外の夜間の数時間は、原則として当該診療所において、当該診療所の常勤の医師、看護職員又は事務職員等により、対応できる体制がとられていること。なお、週3日以上常態として勤務しており、かつ、所定労働時間が週22時間以上の勤務を行っている非常勤の医師、看護職員又は事務職員等により、標榜時間外の夜間の数時間において対応できる体制がとられている場合には、当該基準を満たしていると見なすことができる。また、標榜時間内や標榜時間外の夜間の数時間に、やむを得ない事由により、電話等による問い合わせに応じることができなかった場合であっても、速やかに患者にコールバックすることができる体制がとられていること。

●時間外対応加算4に関する施設基準

　当該保険医療機関の表示する診療時間以外の時間において、患者又はその家族等から電話等により療養に関する意見を求められた場合に、当該保険医療機関において又は他の保険医療機関との連携により対応できる体制が確保されていること。

1-8

生活習慣病に係る医学管理料の見直し
特定疾患療養管理料対象患者の見直し

高齢化の伸展に伴い、生活習慣病に対する質の高い疾病管理を推進する観点から、生活習慣病管理料について要件及び評価を見直すとともに、特定疾患療養管理料の対象患者が見直されます。これは諮問書の診療報酬改定の「生活習慣病を中心とした管理料、処方箋料等の再編等の効率化・適正化▲0.25%」に該当する見直しで、診療所にとっては大きな影響が見込まれます。

▶ 生活習慣病管理料の見直し

以下は厚生労働省資料「個別改定項目について（令和6年2月14日）」からの抜粋です。

●生活習慣病管理料（Ⅱ）の算定要件

（1）別に厚生労働大臣が定める施設基準を満たす保険医療機関（許可病床数が200床未満の病院又は診療所に限る。）において、脂質異常症、高血圧症又は糖尿病を主病とする患者（入院中の患者を除く。）に対して、当該患者の同意を得て治療計画を策定し、当該治療計画に基づき、生活習慣に関する総合的な治療管理を行った場合に、月1回に限り算定する。（以下略）

生活習慣病管理料見直し	
改定後	現行
【生活習慣病管理料(Ⅰ)】 　1　脂質異常症を主病とする場合　610点 　2　高血圧症を主病とする場合　660点 　3　糖尿病を主病とする場合　　760点 【生活習慣病管理料(Ⅱ)】　333点(新設)	【生活習慣病管理料】 　1　脂質異常症を主病とする場合　570点 　2　高血圧症を主病とする場合　620点 　3　糖尿病を主病とする場合　　720点

出典：厚生労働省「個別改定項目について（令和6年2月14日）」

▶ 特定疾患療養管理料対象疾患の見直し

　特定疾患療養管理料の対象疾患から、生活習慣病である糖尿病、脂質異常症及び高血圧が除外されることになりました。処方料及び処方箋料の特定疾患処方管理加算についても同様です。また、糖尿病が対象疾患から除外されたことに伴い、糖尿病透析予防指導管理料における算定要件も削除されます。

● 特定疾患療養管理料の内容

　特定疾患療養管理料の対象疾患から生活習慣病を除外し、療養計画書による同意や診療ガイドラインを参考にすることを要件とした出来高算定による生活習慣病管理料（Ⅱ）を新設。月1回算定。

　　特定疾患療養管理料　　　　月2回算定
　　1　診療所の場合　225点
　　2　許可病床数が100床未満の病院の場合　147点
　　3　許可病床数が100床以上200床未満の病院の場合　87点

▶ 診療所への影響

　診療所においては、従来生活習慣病の患者に対して、特定疾患療養管理料を月2回算定するケースが多かったと思われます。今回、特定疾患療養管理料の対象患者から生活習慣病の糖尿病、脂質異常症及び高血圧が除外となりました。今年度の診療報酬改定では、それらの疾患を持つ患者に対する、**生活習慣病管理料（Ⅱ）**が新設され、多くの患者がそちらに移行するものと思われます。

　その場合、点数が225点×2＝450点から333点になり、収入減になることが想定されます。対応策としては、診療の内容を見直し、生活習慣病管理料（Ⅰ）を算定する患者を増加させる、今回新設された、血糖自己測定指導加算500点、外来データ提出加算50点などの加算の「算定要件」「施設基準」をクリアして、加算を取得することなどが求められます。

1-9

初期診療後の救急患者の転院搬送への評価
高齢者救急への対応

今後増加することが予想される高齢者の救急搬送は、重篤度の判断が困難な場合もあり、三次救急医療機関以外でも対応可能な病態であった場合は迅速に下り搬送を行うことが求められます。機能別の明確化、三次救急医療機関の負担軽減につながることから、新たに救急患者連携搬送料が創設されました。

▶ 救急患者連携搬送料の創設

以下は厚生労働省資料「個別改定項目について（令和6年2月14日）」からの抜粋です。

1. 救急搬送の受入れに関する実績のある医療機関から、救急外来を受診した患者又は入院3日目までの患者について、医師、看護師又は救急救命士が同乗し連携する他の医療機関に転院搬送する場合の評価を新設する。

【（新）救急患者連携搬送料】
1　入院中の患者以外の患者の場合　1,800点
2　入院1日目の患者の場合　1,200点
3　入院2日目の患者の場合　800点
4　入院3日目の患者の場合　600点

【対象患者】
救急外来を受診した患者又は緊急入院後3日目までの患者

【施設基準】
（1）救急搬送について、相当の実績を有していること。

（2）救急患者の転院体制について、連携する他の保険医療機関等との間であらかじめ協議を行っていること。

（3）連携する他の保険医療機関へ搬送を行った患者の臨床経過について、転院搬送先の保険医療機関から診療情報の提供が可能な体制が整備されていること。

（4）連携する他の保険医療機関へ搬送した患者の病状の急変に備えた緊急の診療提供体制を確保していること。

　救急患者連携搬送料の新設に伴い、急性期一般入院料における在宅復帰率に関する施設基準について必要な見直しを行うこととなっています。

　また、この患者は一般病棟の在宅復帰率の退院患者に含まれない（在宅復帰率算定計算式の分母に参入されない）ことが決まっています。

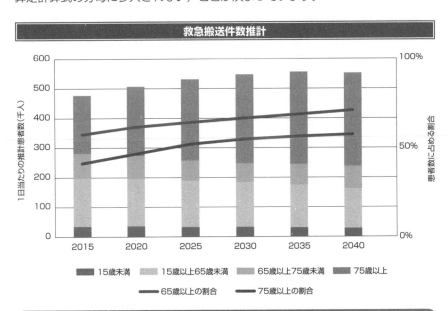

救急搬送件数推計

凡例：15歳未満　15歳以上65歳未満　65歳以上75歳未満　75歳以上
65歳以上の割合　75歳以上の割合

○全国での救急搬送件数は 2035 年にピークを迎えることが見込まれる。65 歳以上が占める割合は継続的に上昇し、2040 年には約 7 割となることが見込まれる 。
○2030 年以降に 202 の二次医療圏において救急搬送件数のピークを迎えることが見込まれる。

出典：第9回第8次医療計画等に関する検討会資料「外来医療の提供体制について」（令和4年6月15日）

第1章まとめ

● 2024年度の診療報酬改定は本体部分が＋0.83%で、そのうち、看護職員など医療職種について2024年度にベア＋2.5%、2025年度にベア＋2.0%を実施していくための特例的な対応＋0.61%、入院時の食費基準額の引き上げ1食＋30円、40歳未満の勤務医師などの賃上げに資する措置分として＋0.28%が盛り込まれました。

● 社会情勢を鑑み、看護職員、病院薬剤師その他の医療関係職種について賃上げを実施していくため、外来・在宅、歯科、入院、訪問看護分野で、新たに各種ベースアップ評価料が新設されました。

● 40歳未満の勤務医師、事務職員などの賃上げに資する措置として、入院基本料等の評価が見直されました。併せて、入院患者の栄養管理体制の充実を図る観点から、栄養管理体制の基準を明確化する方針が盛り込まれました。

● 地域医療構想における機能の明確化に向けて、急性期充実体制加算、総合入院体制加算、急性期一般入院料1の平均在院日数、一般病棟用の重症度、医療・看護必要度の評価項目などの見直しが行われました。

● 2024年の医師の働き方改革の実施のスタートを受けて、医師の業務軽減に大きく貢献している医師事務作業補助者加算が一律20点加算されました。

● 近年の情報化社会の進展に伴うサービスの多様化に対応する観点から、時間外対応加算について、時間外の電話対応などの多様な在り方を考慮した評価体系とするために、時間外対応加算2が新設されました。

● 高齢化の伸展に伴い生活習慣病に対する質の高い疾病管理を推進する観点から、生活習慣病管理料について要件及び評価を見直すとともに、特定疾患療養管理料について対象患者が見直されます。

● 今後増加することが予想される高齢者の救急搬送は、三次救急医療機関以外でも対応可能な病態であった場合は迅速に下り搬送を行うことが求められ、その対応策として新たに救急患者連携搬送料が創設されました。

ポスト2025を
見据えた改定

　質の高い医療提供体制のために、地域医療構想、地域包括
ケアシステムの構築が進められています。しかし、ひとまずの
ゴールである2025年を目前にしても、体制整備の必要性が
まだまだ残されているのが現実といえます。ここ3年ほど、
COVID-19に医療界は大きく翻弄され、従来の制度改革とは
別の対応を求められましたが、医業経営の根本的課題として、
「質が高く効率的な医療提供体制の実現」のための地域医療構
想を進めながら、地域包括ケアシステムを地域に根付かせる
取り組みを引き続き推進していくことが求められています。

　今年度の改定では、それらをさらに進めるための医療DX
の推進や、地域において安心して暮らせるための救急医療へ
の対応、機能ごとの入院体制の整備が進められ、2040年に
向けたポスト2025の制度改革が新たにスタートしました。

2-1
医療DXの推進
医療情報の有効活用、遠隔医療の推進

現在、「オンライン資格確認等システム」の導入は義務化を経て普及してきています。マイナンバーカードの健康保険証利用により取得された情報を活用した、質の高い医療の提供をさらに推進することが求められています。

▶ 医療DXの推進の観点からの改定

診療においては、マイナ保険証によりオンライン資格確認等システムを通じて取得された情報を活用する体制、電子処方箋、全国医療情報プラットフォームを活用する体制の整備を推進していく必要もあり、今回の改定では、医療DXの推進が大きなテーマとなり多くの改定が盛り込まれました。

具体的な内容を、厚生労働省の資料「個別改定項目について（令和6年2月14日）」から抜粋します。

●医療DX推進体制整備加算の新設

オンライン資格確認により取得した診療情報・薬剤情報を実際に診療に活用可能な体制を整備し、また、電子処方箋及び電子カルテ情報共有サービスを導入し、質の高い医療を提供するため医療DXに対応する体制を確保している場合の評価を新設する。

（新）医療DX推進体制整備加算　8点
（新）医療DX推進体制整備加算　（歯科初診料・地域歯科診療支援病院歯科初診料）　6点
（新）医療DX推進体制整備加算（調剤基本料）　4点

●在宅医療における医療DXの推進

　在宅患者訪問診療料（Ⅱ）及び在宅がん医療総合診療料について、居宅同意取得型のオンライン資格確認等システム、電子カルテ情報共有サービス及び電子処方箋により得られる情報を活用して質の高い医療を提供することに係る評価を新設する。

（新）在宅医療DX情報活用加算　10点

●訪問看護医療DX情報活用加算の新設

　指定訪問看護ステーションにおいて、居宅同意取得型のオンライン資格確認等システムを通じて利用者の診療情報を取得し、当該情報を活用して質の高い医療を提供することに係る評価を新設する。

（新）訪問看護医療DX情報活用加算　50円

●情報通信機器を用いた歯科診療に係る評価の新設

　初診料及び再診料等について、情報通信機器を用いて歯科診療を行った場合の評価を新設する。

（新）初診料（情報通信機器を用いた場合）　233点
（新）再診料（情報通信機器を用いた場合）　51点
（新）歯科特定疾患療養管理料（情報通信機器を用いた場合）　148点
（新）小児口腔機能管理料（情報通信機器を用いた場合）　53点
（新）口腔機能管理料（情報通信機器を用いた場合）　53点

2-2

地域で急患などを受け入れる病棟の評価
今後さらに増大する高齢者救急患者対応

今後増大が見込まれる高齢者の救急患者をはじめとした急性疾患などの患者に対する適切な入院医療を推進する観点から、高齢者の救急患者などに対して、一定の体制を整えた上でリハビリテーション、栄養管理、入退院支援、在宅復帰などの機能を包括的に提供する新たな病棟入院料が新設されました。

▶ 地域包括医療病棟入院料の算定要件、施設基準

新設された**地域包括医療病棟入院料**は、地域包括ケアシステムに密着した急性期医療の機能を持ち、地域包括ケア病棟とともに地域包括ケアシステムの構築に資する役割が期待されています。具体的な内容を、厚生労働省の資料「個別改定項目について（令和6年2月14日）」から抜粋します。

●地域包括医療病棟入院料

地域において、救急患者等を受け入れる体制を整え、リハビリテーション、栄養管理、入退院支援、在宅復帰等の機能を包括的に担う病棟の評価を新設する。

（新）地域包括医療病棟入院料（1日につき）　3,050点

【算定要件】

(1)（略）ただし、90日を超えて入院するものについては、区分番号A100に掲げる一般病棟入院基本料の地域一般入院料3（1,003点※筆者追加）の例により、算定する。

(2)（略）別に厚生労働大臣が定める日の特定入院料は、夜間看護体制特定日減算として、次のいずれにも該当する場合に限り、所定点数の100分の5に相当する点数を減算する。

イ　年6日以内であること。

□　当該日が属する月が連続する2月以内であること。

【施設基準】（筆者抜粋）

- ・病院の一般病棟を単位として行う
- ・1日に看護を行う看護職員の数は10対1、7割以上が看護師
- ・夜勤を行う看護職員の数は、2以上
- ・常勤の理学療法士、作業療法士又は言語聴覚士が2名以上配置
- ・専任の常勤の管理栄養士が1名以上配置
- ・一般病棟用の重症度、医療・看護必要度が一定以上
- ・平均在院日数が21日以内
- ・在宅復帰率が8割以上
- ・当該保険医療機関の一般病棟からの転棟が5%以内
- ・救急患者搬送15%以上
- ・データ提出加算に係る届出
- ・特定機能病院以外の病院である
- ・急性期充実体制加算の届出を行っていない
- ・専門病院入院基本料の届出を行っていない
- ・脳血管疾患等リハビリテーション料及び運動器リハビリテーション料届出
- ・入退院支援加算1に係る届出

●初期加算、看護職、看護補助者体制・配置加算

（新）初期加算（1日につき）　　　150点

【算定要件】

　入院した日から起算して14日を限度として、初期加算として1日につき所定点数に加算する。

　その他、看護補助体制加算（1日につき）、など看護職、看護補助者に対する体制・配置に係る加算も多数新設されています。

2-3
地域包括ケア病棟入院料の評価の見直し
適切な在宅復帰支援を推進

地域包括ケア病棟に求められる重要な機能である適切な在宅復帰支援をさらに推進するため、入院期間に応じた評価体系に見直されます。

▶ 地域包括ケア病棟入院料の評価の見直し

この見直しの目的には、40歳未満の勤務医師、事務職員などの賃上げに資する措置としての原資確保も含まれています。

また、地域包括ケア病棟を有する医療機関が提供する在宅医療などの実績を適切に評価するために、訪問看護に係る実績の基準が見直されます。

厚生労働省の資料「個別改定項目について（令和6年2月14日）」から抜粋します。

●地域包括ケア病棟入院料

1. 地域包括ケア病棟入院料の評価について、入院期間に応じた評価に見直す。
2. 入院基本料等の見直しに合わせて、40歳未満の勤務医師、事務職員等の賃上げに資する措置として、地域包括ケア病棟入院料の評価を見直す。
3. 地域包括ケア病棟を有する医療機関が提供する在宅医療等の実績を適切に評価する観点から、訪問看護に係る実績の基準を見直す。

地域包括ケア病棟入院料の見直し

名称	改定後点数	現行点数	増減
1 地域包括ケア病棟入院料1			
イ 40日以内の期間	2,838点	2,809点	29点
ロ 41日以上の期間	2,690点		−119点
2 地域包括ケア病棟入院管理料1			
イ 40日以内の期間	2,838点	2,809点	29点
ロ 41日以上の期間	2,690点		−119点
3 地域包括ケア病棟入院料2			
イ 40日以内の期間	2,649点	2,620点	29点
ロ 41日以上の期間	2,510点		−110点
4 地域包括ケア病棟入院管理料2			
イ 40日以内の期間	2,649点	2,620点	29点
ロ 41日以上の期間	2,510点		−110点
5 地域包括ケア病棟入院料3			
イ 40日以内の期間	2,312点	2,285点	27点
ロ 41日以上の期間	2,191点		−94点
6 地域包括ケア病棟入院管理料3			
イ 40日以内の期間	2,312点	2,285点	27点
ロ 41日以上の期間	2,191点		−94点
7 地域包括ケア病棟入院料4			
イ 40日以内の期間	2,102点	2,076点	26点
ロ 41日以上の期間	1,992点		−84点
8 地域包括ケア病棟入院管理料4			
イ 40日以内の期間	2,102点	2,076点	26点
ロ 41日以上の期間	1,992点		−84点

※生活療養を受ける場合の点数は要別途確認
出典：厚生労働省「個別改定項目について（令和6年2月14日）」

第2章 ポスト2025を見据えた改定

2-4
回復期リハビリテーション病棟入院料見直し
実績部をさらに強化

　回復期リハビリテーション病棟は、従来より他の病棟に比べアウトカムの評価が高い病棟でしたが、より質の高い病棟づくりを目指して当該病棟の要件及び評価が見直されました。また、大きな加算項目であった体制強化加算が、調査の結果あまり効果がないということで、今回廃止されました。算定していた病院にとっては大きな減算となります。

● 回復期リハビリテーション病棟入院料の評価及び要件の見直し

　厚生労働省の資料「個別改定項目について（令和6年2月14日）」から、具体的な内容を抜粋します。

●回復期リハビリテーション病棟入院料

　回復期リハビリテーション病棟入院料の要件及び評価について、以下のとおり見直す。

1. 回復期リハビリテーション病棟入院料1及び2の評価を見直す。
2. 回復期リハビリテーション病棟入院料1について、入退院時の栄養状態の評価にGLIM基準を用いることを要件とするとともに、回復期リハビリテーション病棟入院料2から5までにおいては、GLIM基準を用いることが望ましいこととする。
3. 回復期リハビリテーション病棟入院料1及び2について、専従の社会福祉士の配置を要件とする。
4. 回復期リハビリテーション病棟入院料1及び2について、地域貢献活動に参加することが望ましいこととする。
5. 回復期リハビリテーション病棟入院料1及び3については、FIMの測定に関する院内研修を行うことを要件とする。
6. 回復期リハビリテーション病棟1から5までについて、FIMを定期的に測定す

ることを要件とする。

7. 回復期リハビリテーション病棟入院料1及び2について、口腔管理を行うにつき必要な体制が整備されていることを要件とする。

8. 回復期リハビリテーション病棟入院料の体制強化加算1及び2を廃止する。

9. 回復期リハビリテーション病棟入院料1から5までについて、40歳未満の勤務医師、事務職員等の賃上げに資する措置として評価を見直す。

回復期リハビリテーション病棟入院料見直し案

名称	改定後点数	現行点数	増加分
1 回復期リハビリテーション病棟入院料1	2,229点	2,129点	100点
生活療養を受ける場合	2,215点	2,115点	100点
2 回復期リハビリテーション病棟入院料2	2,166点	2,066点	100点
生活療養を受ける場合	2,151点	2,051点	100点
3 回復期リハビリテーション病棟入院料3	1,917点	1,899点	18点
生活療養を受ける場合	1,902点	1,884点	18点
4 回復期リハビリテーション病棟入院料4	1,859点	1,841点	18点
生活療養を受ける場合	1,845点	1,827点	18点
5 回復期リハビリテーション病棟入院料5	1,696点	1,678点	18点
生活療養を受ける場合	1,682点	1,664点	18点

出典：厚生労働省「個別改定項目について（令和6年2月14日）」

運動器リハビリテーション料の算定単位数の見直し

回復期リハビリテーション病棟における運動器疾患に対してリハビリテーションを行っている患者については、1日6単位を超えた実施単位数の増加に伴う ADL の明らかな改善が見られなかったことから、運動器リハビリテーション料に係る算定単位数の上限が緩和される対象患者を見直すこととなりました。

従来9単位まで認められていたものが、6単位までとなります。

療養病棟入院基本料の見直し
患者の状態に合わせたきめ細かい基本料体系に

　　療養病棟入院基本料について、患者の状態に合った治療体制が促進されるよう、9分類から30分類に変更されるなどの見直しが行われました。また、ここでも40歳未満の勤務医師、事務職員などの賃上げに資する報酬が盛り込まれました。

▶ 療養病棟入院基本料見直しの基本的な考え方と具体的な内容

　　療養病棟入院基本料については、以下の見直しが行われます。厚生労働省の資料「個別改定項目について（令和6年2月14日）」からの引用です。

　①疾患・状態と処置等の医療区分と医療資源投入量の関係性を踏まえ、医療区分に係る評価体系を見直す。

　②適切な栄養管理を推進する観点から、中心静脈栄養の評価を見直す。

　③適切なリハビリテーションを推進する観点から、要件を見直す。

　④医療法に基づく医療療養病床の人員配置標準に係る経過措置の終了を踏まえ、経過措置を廃止する。

　⑤中心静脈栄養が実施される患者割合が増えている実態を踏まえ、療養病棟における適切な経腸栄養の管理の実施について、新たな評価を行う。

●療養病棟入院基本料見直しの具体的な内容

　1. 医療区分とADL区分に基づく9分類となっている現行の療養病棟入院基本料について、疾患・状態に係る3つの医療区分、処置等に係る3つの医療区分および3つのADL区分に基づく27分類及びスモンに関する3分類の合計30分類の評価に見直す。

　2. 療養病棟入院基本料について、40歳未満の勤務医師、事務職員等の賃上げに資する措置として評価を見直す。

療養病棟入院料見直し案

（数字の単位：点）

名称		療養病棟入院料1			療養病棟入院料2		
		改定後点数	現行点数	増加分	改定後点数	現行点数	増加分
1	入院料1	1,964	入院料A 1,813	151	1,899	入院料A 1,748	151
2	入院料2	1,909	入院料B 1,758	151	1,845	入院料B 1,694	151
3	入院料3	1,621	入院料C 1,471	150	1,556	入院料C 1,406	150
4	入院料4	1,692			1,627		
5	入院料5	1,637			1,573		
6	入院料6	1,349			1,284		
7	入院料7	1,644			1,579		
8	入院料8	1,589			1,525		
9	入院料9	1,301			1,236		
10	入院料10	1,831			1,766		
11	入院料11	1,776			1,712		
12	入院料12	1,488			1,423		
13	入院料13	1,455	入院料D 1,414	41	1,389	入院料D 1,349	40
14	入院料14	1,427	入院料E 1,386	41	1,362	入院料E 1,322	40
15	入院料15	1,273	入院料F 1,232	41	1,207	入院料F 1,167	40
16	入院料16	1,371			1,305		
17	入院料17	1,343			1,278		
18	入院料18	1,189			1,123		
19	入院料19	1,831			1,766		
20	入院料20	1,776			1,712		
21	入院料21	1,488			1,423		
22	入院料22	1,442			1,376		
23	入院料23	1,414			1,349		
24	入院料24	1,260			1,194		
25	入院料25	983	入院料G 968	15	918	入院料G 903	15
26	入院料26	935	入院料H 920	15	870	入院料H 855	15
27	入院料27	830	入院料I 815	15	766	入院料I 751	15
28	入院料28	1,831			1,766		
29	入院料29	1,776			1,712		
30	入院料30	1,488			1,423		

※生活療養を受ける場合の点数は要別途確認
出典：厚生労働省「個別改定項目について（令和6年2月14日）」

2-6

精神科地域包括ケア病棟入院料の新設
精神領域における地域包括ケアシステムの構築

精神疾患を有する者の地域移行・地域定着に向けて重点的な支援を提供する病棟に対する評価が新設されました。

▶ 精神科地域包括ケア病棟入院料の算定要件、施設基準

精神障害にも対応した地域包括ケアシステムの構築を推進するために、精神疾患を有する患者の地域移行・地域定着に向けた重点的な支援を提供する精神病棟に対し、新たに**精神科地域包括ケア病棟入院料**が創設されました。これは、精神版地域包括ケア病棟という位置付けで、精神疾患の患者の在宅復帰（地域移行）の促進が期待できる病棟です。医療機関、患者双方から支持される病棟になると思われます。厚生労働省資料「個別改定項目について（令和6年2月14日）」から抜粋します。

●精神科地域包括ケア病棟入院料

（新）精神科地域包括ケア病棟入院料（1日につき）　　1,535点

【算定要件】

(1)　(3)(5)は（略）。

(2)　当該病棟に転棟若しくは転院又は入院した日から起算して90日間に限り、自宅等移行初期加算として、100点を加算する。

(4)　区分番号A103に掲げる精神病棟入院基本料の15対1入院基本料、18対1入院基本料並びに20対1入院基本料、区分番号A312に掲げる精神療養病棟入院料、区分番号A314に掲げる認知症治療病棟入院料及び区分番号A318に掲げる地域移行機能強化病棟入院料を届け出ている病棟から、当該病棟への転棟は、患者1人につき1回に限る。

【施設基準】

(1) 主として地域生活に向けた重点的な支援を要する精神疾患を有する患者を入院させ、精神病棟を単位として行うものであること。

(2) 医療法施行規則第十九条第一項第一号に定める医師の員数以上の員数が配置されていること。

(3) 医療法施行規則第十九条第二項第二号に定める看護師及び准看護師の員数以上の員数が配置されていること。

(4) 当該病棟を有する保険医療機関において、常勤の精神保健指定医が二名以上配置され、かつ、当該病棟に専任の常勤精神科医が一名以上配置されていること。

(5) 当該病棟において、一日に看護を行う看護職員、作業療法士、精神保健福祉士及び公認心理師の数は、常時、当該病棟の入院患者の数が十三又はその端数を増すごとに一以上であること。

(6) (5)の規定にかかわらず、作業療法士、精神保健福祉士又は公認心理師の数は、一以上であること。

(7) (5)の規定にかかわらず、当該病棟において、一日に看護を行う看護職員の数は、常時、当該病棟の入院患者の数が十五又はその端数を増すごとに一以上であること。

(8) 当該病棟において、看護職員の最小必要数の四割以上が看護師であること。

(9) 夜勤については、(5)の規定にかかわらず、看護職員の数が二以上であること。

(10) 当該地域における精神科救急医療体制の確保に協力するにつき必要な体制及び実績を有している保険医療機関であること。

(11) 精神障害者の地域生活に向けた重点的な支援を行うにつき十分な体制及び実績を有していること。

(12) 当該保険医療機関において、入院患者の退院に係る支援に関する部門が設置されていること。

(13) 入院患者の退院が着実に進められている保険医療機関であること。

(14) 精神障害者の地域生活を支援する関係機関等との連携を有していること。

(15) データ提出加算に係る届出を行っている保険医療機関であること。

第2章まとめ

● 診療において、マイナ保険証によりオンライン資格確認等システムを通じて取得された情報を活用する体制などの体制整備を推進していく必要があります。今回の改定では医療DXの推進が大きなテーマとなり、多くの改定が盛り込まれました。

● 高齢者の救急患者などに対して、一定の体制を整えた上でリハビリテーション、栄養管理、入退院支援、在宅復帰などの機能を包括的に提供する新たな病棟入院料が創設されました。

● 地域包括ケア病棟に求められている重要な機能である、適切な在宅復帰支援をさらに推進するため、入院期間に応じた評価体系に見直され、40日以内と41日以上に入院料が変更されました。

● 回復期リハビリテーション病棟は、従来より他の病棟に比べアウトカムの評価が高い病棟でしたが、より質の高い病棟づくりを目指して当該病棟の要件及び評価が見直されました。

● 療養病棟入院基本料について、患者の状態にあった治療体制が促進されるよう、入院分類が9分類から30分類に変更されました。

● 精神障害にも対応した地域包括ケアシステムの構築を推進するために、精神疾患を有する患者の地域移行・地域定着に向けた重点的な支援を提供する精神病棟に、新たに精神科地域包括ケア病棟入院料が創設されました。

第 **3** 章

医療費の 基本的な仕組み

まずは、日本の医療制度の大まかな仕組みを解説します。

患者が医療機関を受診して、診察や治療を受けた際の「医療費」はどのようにして決まるのでしょうか。

また、日本では、患者が医療機関の窓口で支払う医療費は、基本的に、かかった医療費の一部で済みます。では、残りの医療費を負担しているのは誰なのでしょうか。

本章では、上記のような疑問を踏まえながら、医療費の仕組みの大枠を説明していきます。

3-1

医療費全体の流れ
医療費を負担しているのは誰？

医療費の仕組みを理解するために、まずは、大まかな「医療費の流れ」について解説します。日本では誰もが公的医療保険に加入しており、患者が医療機関に支払うお金は、かかった医療費の一部で済みます。

▶ 病院の窓口で支払う医療費は基本的に「3割」

誰もが一度は病気やケガをして医療機関を受診し、診察や治療を受けた経験があると思います。医師から問診を受けたり、血液検査をしたり、ときには手術を受けることもあるかもしれません。そのような治療に必要な諸々の費用のことを「**医療費**」と呼びます。

医療機関を受診して医師の問診や検査を受けて、最後に窓口で、かかった医療費を支払う場面を想像してください。このとき患者が医療機関の窓口で支払う医療費を「**窓口負担**」と呼びます（右図の「①窓口負担の支払い」に相当）。仮に、治療にかかった医療費が「1万円」であったなら、窓口負担はいくらになるでしょうか。患者が70歳未満の場合、窓口負担は基本的に「3,000円」になります。窓口負担は、患者の年齢や所得水準によって異なりますが、基本的には、かかった医療費の「**3割**」と覚えてください。

では、残り7割の医療費を負担しているのは誰でしょうか。

▶ みんなで支え合う仕組み「国民皆保険制度」

日本では誰もが「**健康保険**」に加入しており、毎月「**保険料**」を「**保険者**」と呼ばれる機関に支払っています。ただし、子供や学生の場合には、保護者が保険料を支払ってくれています（右図の「②保険料の支払い」に相当）。保険者は、患者が医療機関の窓口で支払う分を除いた医療費、すなわち残り「7割」の医療費を負担してくれます。このように医療は、みんなでお金を出し合って、病気やケガをした人を支え合う仕組み（**国民皆保険制度**）がとられています。

正しい請求かどうか審査を行う「審査支払機関」

　医療費の仕組みを理解するうえで重要な機能がもう1つあります。それは「**審査支払機関**」です。医療機関は、患者の窓口負担分（3割）を除いた残り「7割」の医療費を、保険者ではなく審査支払機関へと請求します。審査支払機関は、医療機関から送られてきた請求書の内容が正しいかどうか、文字通り「審査」を行います。もしも請求書に何か誤りがある場合には、医療機関に請求書を返還したり、請求内容を修正したりします。

　この審査業務を各保険者が行ってもよいのですが、審査支払機関が一括して行ったほうが効率がよいため、各保険者は、審査業務を審査支払機関に委託しています。審査支払機関の審査を通った請求書は保険者へと渡され、最終的に、保険者から審査支払機関へ、そして医療機関へと医療費が支払われます（下図の「③・④窓口負担を除く医療費の支払い」に相当）。

第3章　医療費の基本的な仕組み

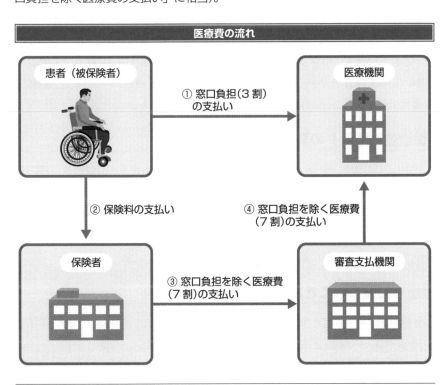

医療費の流れ

患者（被保険者）

① 窓口負担（3割）の支払い

医療機関

② 保険料の支払い

④ 窓口負担を除く医療費（7割）の支払い

保険者

③ 窓口負担を除く医療費（7割）の支払い

審査支払機関

3-2
年齢で異なる患者の窓口負担
70歳以上は負担軽減

医療費全体の大まかな流れを把握したところで、制度の中身をもう少し詳しく見ていきます。まずは、患者の窓口負担についてです。窓口負担は、年齢と所得によって異なり、「3割」ではなく「1割」や「2割」で済む場合があります。

▶ 小学生未満は2割負担、75歳以上は1割負担

医療機関を受診した患者が医療機関に直接支払う医療費（窓口負担）の割合は、基本的に「3割」と説明しましたが、特定の年齢や所得水準に該当する人については窓口負担が軽減されています。

まず、小学生以上から69歳までの窓口負担は通常の「3割」です。そのほかの年代（小学生未満と70歳以上の高齢者）については、窓口負担は3割よりも低く設定されています。**小学生未満ならびに70〜74歳の場合は「2割」、75歳以上については「1割」**と決められています。窓口負担を除く残り7〜9割の医療費は、保険者が負担することになります。

▶ 「現役並み所得」の高齢者は3割負担

ただし、70歳以上であっても**「現役並み所得」**に該当する人の場合は、窓口負担は69歳以下と同じく「3割」になります。現役並み所得の線引きは、簡単に述べると「年収520万円以上の夫婦世帯」もしくは「年収383万円以上の単身世帯」と決まっています（ただし、課税所得が145万円以上の場合に限ります）。これらは、現役世代の平均収入額に基づいて決められています。

▶ 幾度も見直されてきた窓口負担

患者の窓口負担は昔と今とでは大きく異なっていました。例えば、1973年から82年までは、70歳以上の窓口負担は0円（無料）でした。

　その後、徐々に負担が引き上げられ、70歳以上の窓口負担は1割へと見直され、2014年度からは70〜74歳については「2割」へと変更されました（正確には2014年4月以降に70歳になる人から順に2割へと移行）。また2022年10月から、75歳以上のうち一定以上の所得がある高齢者（課税所得が28万円以上かつ「年金収入＋その他の合計所得金額」が200万円以上＊）の窓口負担は、1割から2割（現役並み所得者は3割）に変更されました。

　今後も国の財政の逼迫や社会保障費の増加を背景として窓口負担が引き上げられる可能性があり、その動向を注視する必要があるでしょう。

▶ ## 窓口負担が高額になった場合

　窓口負担が最大で3割で済むことは患者にとっては有り難いことですが、入院が長期に及んだり、高度な治療を受けたりすると、3割負担であっても窓口での支払いが何十万円以上もの高額となる場合があります。そこで、国の制度として、ある一定額以上の窓口負担が発生した患者については、一定額を超えた分を保険者が負担（返還）する「**高額療養費制度**」と呼ばれる仕組みがあります（高額療養費制度は10-3で詳しく解説します）。

窓口負担の割合	
年齢区分	窓口負担
75歳以上	原則1割　（現役並み所得者：3割[※1]、一定以上の所得がある者：2割[※3]）
70〜74歳[※2]	原則2割　（現役並み所得者：3割[※1]）
小学生〜69歳	3割
小学生未満	2割

※1 「現役並み所得者」とは、課税所得が145万円（標準報酬月額が28万円）以上で、かつ年収が夫婦世帯で520万円以上、単身世帯で383万円以上の世帯の被保険者およびその被扶養者。
※2 2014年3月末までに70歳に達している場合は1割（2014年4月以降70歳になる人から段階的に2割へ移行）。
※3 課税所得が28万円以上かつ「年金収入＋その他の合計所得金額」が単身世帯の場合200万円以上、複数世帯の場合合計320万円以上。

＊**200万円以上**：単身世帯の場合。複数世帯の場合は、320万円以上。

3-3
公的医療保険の種類
年齢や職場によって異なる保険

次に、患者の窓口負担以外の医療費を負担している「保険者」について解説します。保険者は公的医療保険の運営責任を担っており、公的医療保険にはサラリーマンを対象としたものや高齢者が加入するものなどがあります。

▶ 日本では誰もが「公的医療保険」に加入

患者の窓口負担（3割）を除く残りの医療費（7割）を負担しているのが「**保険者**」です。保険者としては、「国・市区町村」のほか、サラリーマンが加入する「健康保険組合」などがあります。日本では誰もが保険者が提供する「公的医療保険」に加入し、毎月保険料を納める代わりに、いつでも必要な医療を窓口負担のみで受けることができます。保険に加入している人のことを「**被保険者**」と呼びます。

▶ サラリーマンは社会保険、自営業者は国民健康保険

公的医療保険は大きく2つに分けることができます。1つは、会社勤めをしている人が加入する「**社会保険（社保）**」。もう1つは自営業者や年金暮らしの高齢者が加入する「**国民健康保険（国保）**」です。例えば、定年を迎えて会社を退職した人の場合、退職前は「社保」に加入していますが、退職後は「国保」へと自動的に切り替わります。

国保は都道府県が保険事業の運営を担っており、社保は、企業が設立した「健康保険組合」あるいは「全国健康保険協会」と呼ばれる組織が運営責任を担っています。また、国保の保険料はすべて被保険者の自己負担となっていますが、社保の場合、被保険者を雇用する企業（事業主）が保険料の一部を負担する決まりとなっています。

2022年3月時点の被保険者は社保が6,900万人、国保が2,800万人います。

また、上記のほかに、公務員が加入する「**共済組合**」、船員が加入する「**船員保険**」などの公的医療保険もあります。

75歳以上は「後期高齢者医療制度」に加入

　国保・社保以外に、75歳以上の人が加入する「**後期高齢者医療制度**」と呼ばれる保険制度があります。2022年3月時点で1,800万人が加入しています。

　後期高齢者医療制度の被保険者（75歳以上の高齢者）の医療費は、「被保険者（高齢者）からの保険料」のほかに、「現役世代（国民健康保険・社会保険など）からの支援金」と「公費（税金）」でまかなわれています。その構成比は、高齢者からの保険料が「1割」、現役世代からの支援金が「4割」、公費が「5割」とされています。

　後期高齢者医療制度が創設される前は、高齢化を背景として増加の一途をたどる高齢者の医療費を、誰がどの程度負担するのかが課題となっていましたが、同制度により、高齢者世代と現役世代の負担構成が明確になったという特徴があります。

公的医療保険の種類と加入者数

後期高齢者医療制度　｛75歳以上　約1,800万人｝

75歳 -

国民健康保険　｛自営業者、年金生活者など　約2,800万人｝

社会保険　｛サラリーマン　約6,900万人｝

共済組合など　｛公務員など　約900万人｝

0歳 -

※加入者数は令和4年（2022年）3月時点の数値。（令和5年版厚生労働白書）

第3章　医療費の基本的な仕組み

3-4
「診療報酬」というルール
医療の値段は全国一律

モノやサービスの値段は通常、その担い手である企業が決定していますが、医療の場合は、国が値段を定めています。国の定める「診療報酬」というルールに基づいて、医療機関は患者1人ひとりの医療費を計算しています。

▶ 全国どの医療機関でも同じ値段

医療機関で診察や治療を受けた際の医療費の値段は、全国一律のルールによって決められています。そのルールと、それに基づいて決まる医療費を「**診療報酬**」といいます（医療機関の立場からすれば、医療費は収入（報酬）であるため、こう呼ばれます）。例えば、足のレントゲン撮影をした場合、その値段はいくらといったことが診療報酬の中で、きめ細かく定められています。

▶ 医療費の単位は「円」ではなく「点」

医療機関では、診療報酬ルールに基づいて個々の患者の医療費を計算します。このとき診療報酬の単位は「円」ではなく「点」で表します。レントゲン撮影「○○点」、手術「△△点」といった具合です。それらの合計点数が、患者の医療費（診療報酬）になります（診療報酬の詳しい内容は第4章以降で解説します）。

診療報酬は原則、1点＝10円と決められているため、ある患者の合計点数が仮に5,000点であったなら、その患者の医療費は50,000円になります。その3割（この事例の場合15,000円）が患者の窓口負担分となり、残り7割（同35,000円）が保険者の負担分として医療機関から請求されます。

▶ 診療報酬のプロフェッショナル「医療事務」

医療機関には「医療事務」と呼ばれる方々が働いており、医療費の請求業務を担当しています。診療報酬はとても複雑な仕組みであるため、医療事務の方々は、診療報酬に精通した専門家（プロフェッショナル）といえるでしょう。

診療報酬の範囲外の治療を受けた場合

　もし診療報酬に記載されていない治療を医療機関が行ったとしたら、その場合の医療費はどうなるでしょうか。

　診療報酬のルールに基づいて行われる医療を「**保険診療**」と呼ぶのに対して、診療報酬の範囲外の医療を行うことを「**保険外診療**」といいます。保険診療の場合、その名の通り医療保険が適用され、患者の支払い額は窓口負担分のみで済みますが、保険外診療の場合、医療保険は適用されず、医療費は全額患者の自己負担となります。また、保険外診療の値段は、診療報酬で規定されていないため、医療機関と患者の間で決められます。身近な例でいうと、「お産（正常分娩）」「美容整形」「健康診断」「歯の矯正」「予防注射」などが保険外診療に該当します。日本では保険診療が基本となっているため、本書では主に保険診療について解説します。

第3章　医療費の基本的な仕組み

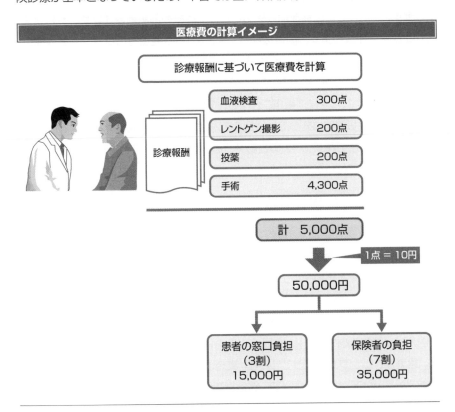

医療費の計算イメージ

診療報酬に基づいて医療費を計算

血液検査	300点
レントゲン撮影	200点
投薬	200点
手術	4,300点

診療報酬

計　5,000点

1点＝10円

50,000円

患者の窓口負担 （3割） 15,000円	保険者の負担 （7割） 35,000円

3-5
審査支払機関の役割
医療機関からの請求内容を審査

　医療機関は診療報酬に基づいて医療費を計算し、患者の窓口負担を除いた分を「審査支払機関」へと請求しています。審査支払機関は、医療機関が作成した「診療報酬明細書（レセプト）」をもとに請求内容の審査を行っています。

▶ 各医療機関で「レセプト」を作成

　医療機関は、診療報酬に基づいて各患者の医療費を計算します。かかった医療費のうち窓口負担分（3割）は患者に請求し、残り（7割）は審査支払機関へと請求します。このとき、医療機関は患者ごとに「**診療報酬明細書（レセプト）**」と呼ばれる書類を作成します。医療機関は、まとめて1か月ごとにレセプトを作成し、今月分のレセプトを翌月10日までに審査支払機関へと提出します。

　例えば、ある患者が4月7日と4月14日に医療機関を受診した場合を考えます。まず、医療機関は、7日と14日にそれぞれの窓口負担分を患者に対して請求します。次に審査支払機関に対して、窓口負担を除く残りの医療費を請求するために、その患者の4月分（7日と14日の合計分）のレセプトを作成し、5月10日までに審査支払機関へと送付します。

▶ レセプトをもとに審査支払機関が審査

　各患者のレセプトには、治療内容（薬・検査・処置など）と、それに対応する診療報酬の点数が記載されています。審査支払機関では、レセプトの内容が正しいかどうか（診療報酬ルール上の誤りがないか）を審査しています。審査の結果、不備が見つかった場合には、医療機関に該当のレセプトを送り返す（**返戻**）、もしくは点数を補正（**査定**）して医療機関に連絡します。

　例えば、診療報酬のルール上、1人の患者に対して月に一度しか行うことのできない検査が、レセプトに誤って「2回」実施と記載されていた場合、このレセプトは査定あるいは返戻扱いとなって、医療機関に通知されます。

審査支払機関は都道府県ごとに設置

審査支払機関は大きく分けて、「**社会保険診療報酬支払基金（支払基金）**」と「**国民健康保険団体連合会（国保連合会）**」の2つの機関があります。それぞれ都道府県ごとに支部・団体が設置され、都道府県内の医療機関から提出されるレセプトの審査を行っています。審査支払機関はレセプトが提出された月の月末までに審査を行い、審査を通ったレセプトを保険者へと送付します。

国民健康保険（国保）に加入している患者を例に挙げると、その患者の4月分のレセプトは5月末までに国保連合会で審査が行われ、保険者（市区町村）へと審査済みのレセプトが送付されます。その後、保険者の確認が済むと、保険者から審査支払機関へ医療費が支払われ、6月の20日頃に審査支払機関から医療機関へと医療費が支払われるという流れです。

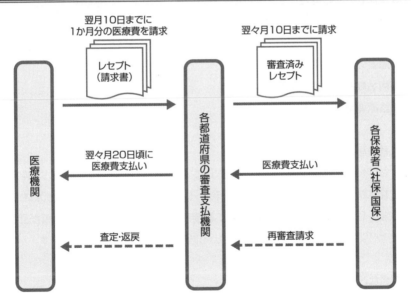

医療機関から保険者への医療費請求の流れ

翌月10日までに1か月分の医療費を請求　レセプト（請求書）

翌々月10日までに請求　審査済みレセプト

医療機関　→　各都道府県の審査支払機関　→　各保険者（社保・国保）

翌々月20日頃に医療費支払い　←　医療費支払い

査定・返戻　←　再審査請求

レセプト請求については、2023年4月からのオンライン資格確認の原則義務化によりオンライン請求も可能な回線が医療機関に敷設されることから、2024年9月末までに原則オンライン請求に移行（一部を除く）することが決定しています。

3-6
医療費の請求
レセプトの主な記載内容

医療機関では医療費の請求のために、患者ごとに「診療報酬明細書（レセプト）」を作成し、審査支払機関に提出しています。ここでは、レセプトがどういったもので、どのような情報が記載されているのかを大まかに確認します。

▶「レセプト」に記載する内容は主に3種類

医療機関は、以前は手書きで紙のレセプトを作成していましたが、現在は、ほとんどの医療機関でコンピュータ化され、レセプトのデータを作成しオンラインで請求しています。紙レセプトもレセプトデータも記載する内容は同じであるため、まずは紙レセプトの見方を覚えることが基本になります。

レセプトには主に以下の3つの内容が記載されています。

①患者の基本情報
②病名などに関する情報
③診療報酬点数の情報

①患者の基本情報

レセプトは1人の患者に対して1つ作成するため、まずは、患者の基本的な情報が記載されます。「氏名」「性別」「生年月日」といった患者の個人情報のほか、患者の加入している「医療保険」に関する情報を記載します。また、患者が受診した医療機関（当該レセプトを作成している医療機関）の名称も記入します。

②病名などに関する情報

レセプトには患者の病名も記載します。患者に処方された薬や治療内容が、患者の病名から判断して適切かどうか審査支払機関が確認を行うためです。また、患者が医療機関を受診した日数（診療日数）も記載されます。

③診療報酬点数の情報

　診療報酬に基づいて、患者に実施した1か月分の治療行為の点数を記載します。「注射○○点」「検査△△点」「手術◇◇点」などといった具合です。請求する診療報酬の項目ごとに1つひとつ点数を記載します。

　医療機関では、このようにすべての患者についてレセプトを作成し、審査支払機関へ提出します。審査支払機関では、このレセプトを見て、請求内容が診療報酬上、正しいかどうか判断を行います。

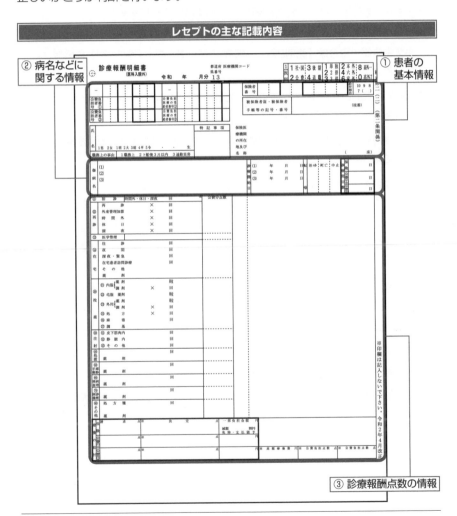

レセプトの主な記載内容

② 病名などに関する情報

① 患者の基本情報

③ 診療報酬点数の情報

第3章まとめ

● 公的医療保険には主に、75歳未満が加入する「社保（社会保険）」「国保（国民健康保険）」と、75歳以上が加入する「後期高齢者制度」があります。

● 患者が医療機関に直接支払う医療費を「窓口負担」といいます。

● 患者の窓口負担は、基本的にかかった医療費の「3割」ですが、70〜74歳と小学生未満の場合は「原則2割」、75歳以上については「原則1割」に軽減されています。

● 保険者は公的医療保険の運営を担っており、被保険者からの保険料を原資として窓口負担を除く医療費を負担しています。

● 窓口負担を除く残り7割の医療費は、患者に代わって「保険者」が医療機関に対して支払います。

● 医療の値段は「診療報酬」という全国統一のルールによって決められており、医療機関は、そのルールに従って「診療報酬明細書（レセプト）」を作成します。

● レセプトには、主に、「患者の基本情報」「病名などに関する情報」「診療報酬点数の情報」を記載します。患者1人につき、1か月分の診療報酬をまとめて記載します。

● 医療機関は1か月分のレセプトを翌月の10日までに「審査支払機関」に送付します。審査支払機関は診療報酬に則った正しい請求内容かどうか審査を行います。

● もしレセプトの内容に不備があった場合には、「査定」あるいは「返戻」が行われます。

● 審査を通ったレセプトは保険者に送付され、保険者から審査支払機関へ、そして、審査支払機関から医療機関へと医療費が支払われます。医療機関が医療費を受け取るのは、レセプトを提出した月の翌月20日頃になります。

診療報酬の仕組み
〜外来〜

　本章からは、より具体的な診療報酬の仕組みについて解説していきます。

　医療は大きく「外来医療」と「入院医療」の2つに分類されます。本章では主に外来医療を念頭に説明していきます。

　診療報酬ルールでは、医師や看護師が患者に行う1つひとつの医療行為に対して、その金額（点数）が細かく定められています。

　診療報酬にはどのような種類があるのか、また、その点数はどのように設定されているのかなどを、具体的な診療報酬を交えながら見ていきます。

4-1

診療報酬の大まかな仕組み
基本診療料と特掲診療料に大別される

医療機関の外来を受診した際の医療費（診療報酬）の仕組みについて解説します。外来の診療報酬は、すべての患者に対して必ず請求される「基本診療料」と、治療内容に応じて変わる「特掲診療料」に区分されています。

▶ 診療報酬＝基本診療料＋特掲診療料

医療費は、診療報酬という全国一律のルールに基づいて決まります。診療報酬は、医療機関が患者に実施する治療内容1つひとつの値段をきめ細かく定めたもので、それに基づいて患者の医療費が計算されます。

診療報酬は、基本料金部分に相当する「**基本診療料**」と、オプション料金部分に相当する「**特掲診療料**」とに大きく分かれています。基本診療料は、患者が医療機関を受診した際に必ずかかる料金です。また、特掲診療料は、患者が医療機関で受けた治療内容に応じて、処方箋料金が異なります。例えば、薬を処方した場合には、その薬剤料がかかります。

▶ 基本診療料は医師の診察代

例えば、風邪を引いて医療機関を受診し、特に検査などを行わなかった場合であっても「基本診療料」は必ずかかります。基本診療料は、医師による診察代と捉えることができます。基本診療料には、大きく分けて「**初診料**」と「**再診料**」があり、初診料は、病気になって初めて医療機関を受診したときにかかる料金です。再診料は2回目以降の受診時にかかります。

▶ 特掲診療料は各治療内容の料金

患者が医療機関で受ける様々な医療行為の代金をきめ細かく定めたものが特掲診療料です。その数はおよそ5,000種類にも及びます。そのため、診療報酬を計算するには、診療報酬に精通した医療事務の方々が医療機関には欠かせません。

　医療事務の方々は、数多くある特掲診療料の中から患者の治療内容に即した項目を選び出し、その患者の診療報酬（医療費）を計算します。とは言っても、5,000種類もの診療報酬の項目を丸々覚えている医療事務の方はほとんどおらず、患者の病気の内容に応じた基本的な請求パターンを、まずは覚えることになります。

▶ レントゲン撮影を受け、処方箋を交付された場合

　一例として、軽い腰痛で医療機関を受診した患者の診療報酬を挙げてみます。この患者は、医療機関で医師の問診と、レントゲン撮影を受けて、最後に処方箋（薬）を交付してもらいました。

　この患者の診療報酬は、基本診療料の「初診料291点」と、特掲診療料の「レントゲン撮影（デジタル撮影＋写真診断＋電子画像管理加算）210点」「処方箋60点」が該当し、合計561点（5,610円）になります。

第4章　診療報酬の仕組み〜外来〜

外来の診療報酬の仕組み

外来の診療報酬の構造

オプション料金部分 ｛ 特掲診療料

基本料金部分 ｛ 基本診療料

【例】レントゲン撮影と処方箋の交付を受けた場合

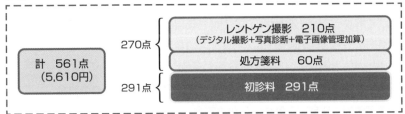

計　561点
（5,610円）

270点 ｛
レントゲン撮影　210点
（デジタル撮影＋写真診断＋電子画像管理加算）

処方箋料　60点

291点 ｛ 初診料　291点

4-2
基本診療料と特掲診療料
基本診療料は2項目、特掲診療料は14項目

診療報酬は、「基本診療料」と「特掲診療料」で構成されていることを前節で説明しました。次に、基本診療料と特掲診療料の中身について見ていきます。特掲診療料は大きく14項目に分類されています。

▶ 基本診療料は2項目、特掲診療料は14項目

外来の基本診療料と特掲診療料は、合わせて16項目に細分化することができます。基本診療料は「初診料」「再診料」の2項目で、特掲診療料は「検査」「注射」「手術」など大きく14項目に分かれています。これら16項目が、外来の診療報酬を理解する上での基礎となってきます。

▶ 基本診療料は「初診」「再診」の2つ

基本診療料は、前節で述べた通り医師の診察代に相当する料金です。主に「初診」と「再診」の2種類があります。初診とは、初めて医療機関を受診したときのことをいい、このときに患者が請求される基本診療料が「初診料」です。また、初診の後、再度医療機関を受診することを再診といい、このときにかかる料金が「再診料」です。詳しい点数などは後のページで解説していきます。

▶ 特掲診療料は14項目に分かれている

特掲診療料は、医師や看護師などが行う様々な医療行為に対して発生する料金で、大きく以下の14項目に分かれています。詳しくは後のページで1つひとつ取り上げて解説していきますが、ここでは各項目の簡単な概要のみを説明します（特掲診療料のうち「在宅医療」については第8章でも解説します）。

①医学管理：医師などが患者に医学的指導などを行ったときの料金
②在宅医療：在宅での療養にかかる料金

③検査：身体の異常などを調べるために行った各種検査の料金

④画像診断：レントゲン撮影やCTスキャンなどの料金

⑤投薬：薬剤師による薬の調剤料金

⑥注射：点滴などの注射の料金

⑦リハビリテーション：療法士によるリハビリテーションの料金

⑧精神科専門療法：精神疾患の患者に行う各種治療の料金

⑨処置：医師や看護師が行うケガの手当てなどにかかる料金

⑩手術：外科手術の料金

⑪麻酔：手術の際に行う麻酔などの料金

⑫放射線治療：がん治療のための放射線治療の料金

⑬病理診断：病理医による専門的な診断の料金

⑭その他：処遇改善にかかる診療報酬

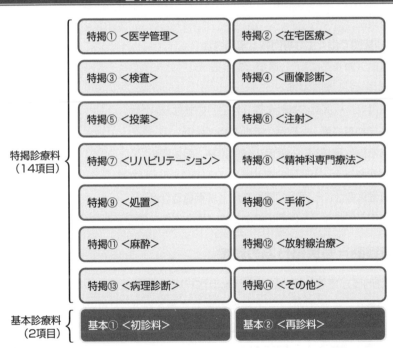

基本診療料と特掲診療料の種類

特掲診療料 （14項目）	特掲① ＜医学管理＞	特掲② ＜在宅医療＞
	特掲③ ＜検査＞	特掲④ ＜画像診断＞
	特掲⑤ ＜投薬＞	特掲⑥ ＜注射＞
	特掲⑦ ＜リハビリテーション＞	特掲⑧ ＜精神科専門療法＞
	特掲⑨ ＜処置＞	特掲⑩ ＜手術＞
	特掲⑪ ＜麻酔＞	特掲⑫ ＜放射線治療＞
	特掲⑬ ＜病理診断＞	特掲⑭ ＜その他＞
基本診療料 （2項目）	基本① ＜初診料＞	基本② ＜再診料＞

4-3
医療行為と診療報酬
医療行為1つひとつに料金が定められている

診療報酬は、医療機関が患者に対して行う医療行為1つひとつの料金を定めたものです。医療機関には、医師や看護師など様々な専門職が働いており、各専門職が実施した医療行為が診療報酬として反映されています。

▶ 医療機関で働く専門職

医療機関には、医師をはじめとした、国家資格をもつ専門職が多数働いています。例えば、薬剤師は薬の調剤を行ったり、看護師は医師の指示のもと患者に点滴を行ったりしています。医師以外の専門職については、基本的に医師の指示（オーダー）のもと、医師の補助業務として各医療行為を実施しています。

●医療機関で働く主な専門職と業務内容

- ・医師（歯科医師）……医療行為全般
- ・薬剤師……調剤業務
- ・看護師……医師の補助業務（注射、処置など）
- ・臨床検査技師……医師の補助業務（検査）
- ・診療放射線技師……医師の補助業務（画像撮影）
- ・理学療法士……医師の補助業務（リハビリテーション）
- ・管理栄養士……医師の補助業務（栄養指導など）
- ・臨床工学技士……医師の補助業務（生命維持装置の管理など）　など

▶ 診療報酬＝各医療行為の料金

各専門職が患者に行った医療行為の1つひとつの料金を定めたものが診療報酬になります。医療機関にとって診療報酬は、医療を提供した見返りとしての収入（報酬）を意味します。例えば、看護師が医師の指示のもと点滴を行ったら、その点滴の診療報酬が患者に請求されます。

　また同様に、理学療法士が医師の指示のもと患者にリハビリテーションを提供した場合、患者にリハビリテーションの診療報酬が請求されることになります。

▶ 特掲診療料と各専門職の関係

　診療報酬は、基本診療料と特掲診療料に分かれていることを前節で説明しました。基本診療料は、医師の診察代に相当し、特掲診療料は、医師を含む各専門職の行う医療行為の料金を表しているといえます。

　特掲診療料は、検査や画像診断、リハビリテーションなど13項目に分類されています。各々の項目について関連する専門職があり、例えば、検査であれば臨床検査技師、画像診断であれば診療放射線技師、リハビリテーションであれば理学療法士が各項目の業務に携わっています。

医療行為と診療報酬の関係

医師

各専門職に医療行為の補助業務をオーダー（指示）

□ 看護師が「点滴」を実施

□ 臨床検査技師が「検査」を実施

□ 診療放射線技師が「画像撮影」を実施

□ 理学療法士が「リハビリテーション」を実施

□ 管理栄養士が「栄養食事指導」を実施

　　　　　⋮

各々の
診療報酬を
算定

基本① 初診料
医療機関への初回受診時の料金

基本診療料の1つ「初診料」は、患者が医療機関を初めて受診したときにかかる基本的な診療報酬です。初診料は、患者の年齢や、受診時間帯によって異なる料金（加算）が設定されています。

▶ 初診料は年齢によって異なる

初診料は基本的には291点（2,910円）と決められています。これは、全国どの医療機関でも同じ点数です。ただし、患者の年齢や診療時間によって点数が異なります。

例えば、診療時間が朝9時～夕方17時の医療機関を受診する場合を例に考えてみます。年齢が6歳以上の患者が、この医療機関を診療時間内に受診した場合の初診料は、基本の「291点」です。一方、年齢が6歳未満の患者が同じ時間帯に受診した場合には75点がプラスされ、「366点（291＋75）」となります。このように6歳未満の患者の場合プラスされる点数を「**乳幼児加算**」と呼び、初診料の乳幼児加算（診療時間内）は「75点」と定められています。

また初診において、**情報通信機器を用いて行った場合には、初診料は253点**となります。「オンライン診療の適切な実施に関する指針」に基づき、医師がオンラインでの初診が可能と判断した患者が対象となります。

▶ 診療時間外に受診した場合

医療機関の診療時間外（上記の例の場合17時以降）に受診した場合には、上記とは別に「**時間外加算（6歳以上の場合＋85点、6歳未満の場合＋200点）**」が適用されます。

また、深夜（22時～6時）に医療機関を受診した場合には「**深夜加算**」、休日に受診した場合には「**休日加算**」が適用されます。

▶ 「休日」とは？

　土曜日に医療機関を受診した場合には休日加算は適用されるのでしょうか。休日加算の対象となる休日は**「日曜日及び国民の祝日に関する法律（中略）に規定する休日をいう。なお、1月2日及び3日並びに12月29日、30日及び31日は、休日として取り扱う。」**と規定されています。

　つまり、日曜日、国民の祝日および12月29日〜1月3日の間に医療機関を受診した患者についてのみ休日加算が適用されるということになります。

▶ かかりつけ医機能や医療DXへの対応を評価した加算

　「機能強化加算（80点）」は、初診時におけるかかりつけ医機能を評価した加算です。ただし、対象となる医療機関は、地域包括診療加算などのかかりつけ医機能を評価した診療報酬を届け出ている診療所または許可病床200床未満の病院に限定されています。

　また今回（2024年度）の改定では、オンライン資格確認より取得した情報の活用や、電子処方箋などのサービスを導入するなど、医療DXに対応する体制を評価するものとして、**「医療DX推進体制整備加算（8点）」**が新設されました。

初診料の点数設定

項目	6歳未満	6歳以上
診療時間内	+75点[※1]	0（加算なし）
時間外加算	+200点	+85点
休日加算	+365点	+250点
深夜加算	+695点	+480点

＋

ベースとなる点数

初診料　291点

※1 ただし、時間外加算、休日加算または深夜加算を算定する場合は算定できない。

第4章　診療報酬の仕組み〜外来〜

基本② 再診料
2回目以降の受診時の料金

患者が医療機関を2回目以降受診した際にかかる料金が「再診料」です。診療報酬上、再診料は「再診料」「外来診療料」の2つに分かれています。

▶ 再診料は医療機関の「規模」によって異なる

初診料の点数（291点）は全国どの医療機関でも同じですが、再診料の場合には規模の大きな医療機関とそのほかの医療機関かによって異なっています。

医療機関の入院ベッド（病床）の数は、医療機関によって様々で100床以下から1,000床以上までと幅があります。その中で、**病床数が200床** * **未満の医療機関が再診を行った場合には「再診料：75点（情報通信機器を用いた場合は75点）」を、200床** * **以上の医療機関（以下、ここでは大病院と呼びます）では、再診料ではなく「外来診療料：76点（情報通信機器を用いた場合は75点）」を算定します。**

▶ 「外来診療料」には簡単な検査などの料金が含まれる

大病院の外来診療料と、そのほかの医療機関の再診料では大きく異なる点があります。それは、外来診療料には、簡単な検査や処置の料金が含まれていることです。

例えば、26点の尿検査を受けた場合、大病院では、その26点分は外来診療料76点に含まれますが、大病院以外の医療機関では再診料75点には含まれず、別途患者に請求されます。患者の立場からすれば、大病院を受診したほうが、医療費が安く済むといえます。大病院側からすれば、再診の場合に算定できる外来診療料は、実質的に低く設定されています。

なぜ、大病院とそのほかの医療機関では、再診料に差がつけられているのでしょうか。それは、国（厚生労働省）の「医療政策」が関係しています。

***200床**：基準となる200床は、一般病床と呼ばれる種類の病床数。

　大病院は「専門的な治療が必要な患者」を診療する一方、大病院以外の医療機関は、再診の患者（比較的病状が安定している患者）を診療することを国は推奨しています。そのため、大病院が再診の患者を診る場合、一種の「ペナルティー」として診療報酬の点数を低く設定しています。これにより、大病院は、再診の患者を別の医療機関に「紹介」し、主に初診の患者を診療するようになってきました。

▶ 再診の場合も初診料と同様に加算がつく

　再診料も初診料と同様、年齢や受診した時間帯に応じた加算が設定されています。初診料の場合よりも、点数はやや低く設定されています。

再診料・外来診療料の点数設定		
項目	6歳未満	6歳以上
診療時間内	+38点[1]	0（加算なし）
時間外加算	+135点	+65点
休日加算	+260点	+190点
深夜加算	+590点	+420点

ベースとなる点数

大病院[2] 76点[3]	大病院以外 75点

※1 ただし、時間外加算、休日加算または深夜加算を算定する場合は算定できない。
※2 ここで言う大病院とは、病床数（一般病床）が200床以上の医療機関。
※3 76点には、簡単な検査や処置の代金が含まれる。

4-6
基本③ 初再診・共通
感染症対策やオンライン資格確認などの加算

初診料などの加算には、外来における平時からの感染防止対策や地域の医療機関などが連携して実施する感染症対策への参画、またオンライン資格確認システムの活用などがあります。

▶ 診療所における平時からの感染防止対策などを評価

診療所について平時からの感染防止対策を推進する観点から、外来診療時の感染防止対策に対する評価として、「**外来感染対策向上加算（6点）**」があります。これは初診料や再診料を算定する場合において、患者1人につき月1回算定することができます。さらに、適切な感染防止対策を講じた上で発熱患者などの診察を行った場合には、「**発熱患者等対応加算**」として、20点加算されます。

▶ すべての医療機関が連携し「地域での感染症対策」を評価

さらに外来感染対策向上加算を算定している場合には、感染対策に関する加算として「**連携強化加算（3点）**」や「**サーベイランス強化加算（1点）**」があります。地域連携強化加算は、地域のすべての医療機関などが連携して感染症対策を実施することを評価したものになります。そのため算定には、感染対策向上加算1を届け出ている他の医療機関との連携体制を確保し、その医療機関に対し過去1年間に4回以上、感染症の発生状況や抗菌薬の使用状況などを報告することが必要となります。またサーベイランス強化加算は、地域における感染防止対策に資する情報提供の体制を評価したものになります。算定するためには、院内感染対策サーベイランス（JANIS）、感染対策連携共通プラットフォーム（J-SIPHE）など、地域や全国のサーベイランスに参加していることが要件となります。これらの加算を積極的に医療機関が算定することで「地域が一体となって強固な感染防止体制が整備される」ことが期待されます。

▶ 医療DXへの総合的な体制整備に関する評価の新設

　2023年4月よりオンライン資格確認等システムの導入が原則義務化されたことに伴い、今回の改定で、これまでの医療情報・システム基盤整備体制充実加算が見直されました。初診時の診療情報や薬剤情報の取得・活用に関する評価に重点を置く形に見直すとともに、名称も「**医療情報取得加算**」と変更になりました。例えば、初診時にオンライン資格確認等システムを活用して十分な情報を取得した上で初診を行った場合には、初診料に医療情報取得加算1（3点）が月1回に限り加算されます。

　また今回（2024年度）の改定では、「オンライン資格確認等システム」により取得した診療情報・薬剤情報を実際に診療に活用可能にする体制や、「電子処方箋」及び「電子カルテ情報共有サービス」の導入など、医療DXに対応する体制を確保している場合の評価として、「**医療DX推進体制整備加算（8点/月）**」が新設されました。この改定からも国として、医療DXの推進を強化していく方向性が示されているといえます。

医療DX推進体制整備加算の主な施設基準	
施設基準（医療DXへの対応）	**備考**
①**オンライン請求**を行っている	－
②**オンライン資格確認**を行う体制を有している	－
③医師が、電子資格確認を利用して取得した診療情報を、診療を行う診察室、手術室または処置室等において、閲覧または活用できる体制を有している	－
④**電子処方箋**を発行する体制を有している	経過措置：令和7年3月31日まで
⑤**電子カルテ情報共有サービス**を活用できる体制を有している	経過措置：令和7年9月30日まで
⑥**マイナンバーカード**の健康保険証利用の実績を一定程度有している	令和6年10月1日から適用
⑦医療DX推進の体制に関する事項及び質の高い診療を実施するための十分な情報を取得し、及び活用して診療を行うことについて、当該保険医療機関の見やすい場所及びウェブサイト等に掲示している	－

4-7

特掲① 医学管理
医師などによる医学的管理・指導

ここからは、特掲診療料（オプション料金に相当）の各項目を解説していきます。1つ目は「医学管理」と呼ばれる項目です。医学管理は、医師などが患者に対して医学的に必要な管理・指導を行った際の診療報酬です。

▶ 医学管理の種類は様々

医学管理は、ある特定の病気を患う患者に対して、医師などが医学的な管理や指導を行った際に「算定」する診療報酬です（診療報酬を患者に請求することを一般的に「**算定**」といいます）。入院患者を対象としたものも含めると50種類以上あるので、医療機関は対象となる患者について「取り漏れ」がないよう確認が必要です。

▶ 特定疾患療養管理料

「**特定疾患療養管理料**」は、特定の病気（結核、がんなどの32疾患のうちいずれか）を抱える患者に対して、服薬や運動、栄養などに関する管理を行った場合に算定する診療報酬です。今回（2024年度）の改定では、特定疾患療養管理料の対象疾患が見直されました。生活習慣病である、糖尿病、脂質異常症及び高血圧が除外され、代わりにアナフィラキシーなどが追加されました。

特定疾患療養管理料は、許可病床200床以上の医療機関では算定することができない決まりとなっています。この管理料の対象となる患者は、大病院ではなく、身近な医療機関が診療を担当することを国は想定しているためです。なお、今回（2024年度）の改定でこの特定疾患療養管理料から糖尿病などの生活習慣病が除外されたことにより、**生活習慣病管理料**が見直されました（詳細は1-8）。

▶ 栄養食事指導料

医学管理は、医師だけでなく、医師の指示に基づいて他の専門職が行うものもあります。例えば、「**外来栄養食事指導料**」は、がん患者や低栄養状態にある患者な

どに対して、管理栄養士が献立などを作成して指導を行った場合に算定します。初回はおおむね30分以上、2回目以降はおおむね20分以上の指導を行う決まりです。

　　外来栄養食事指導料は、医療機関内の管理栄養士による指導と連携医療機関などの外部の管理栄養士による指導の2区分が設定されています。診療所に関しては、施設内に管理栄養士がいなくても、外部の管理栄養士との連携により算定することが可能となっています。

▶ 地域包括診療料

　　かかりつけ医機能を評価した再診料の加算である「地域包括診療加算」が「診療所が対象の出来高点数」であるのに対し、「**地域包括診療料**」は「**診療所と許可病床200床未満の病院が対象の包括点数**」です。脂質異常症、高血圧症、糖尿病、慢性心不全、慢性腎臓病（慢性維持透析を行っていないものに限る）または認知症のうち2以上を有する患者に対し、主治医が療養上の指導や服薬管理、在宅対応などを含めた包括的な管理を行っている場合に、月1回あたり1,660点（地域包括診療料1の場合＊）算定できます。なお、今回の改定では「リフィル処方や長期処方に対応可能であることを患者に周知する」など算定要件が一部見直されました。また当加算の認知症版として、「**認知症地域包括診療料**」があります。算定するためには、地域包括診療料の届出を行っている必要があります。

医学管理の一例	
□「大腿骨近位部骨折」を患う患者 ………	二次性骨折予防継続管理料
□「高血圧症」を患う患者 ………………	生活習慣病管理料
□「低栄養状態」にある患者 …………	栄養食事指導料
□「てんかん」を患う患者 ……………	てんかん指導料
□「気分障害」を患う15歳未満の患者 ……	小児特定疾患カウンセリング料
□「帯状疱疹」を患う患者 ……………	皮膚科特定疾患指導管理料

＊…**1の場合**：「外来診療から訪問診療への移行に係る実績要件」を満たさない場合は地域包括診療料2（1600点）。

4-8
特掲② 在宅医療
入院や外来に次ぐ第3の医療

　病院ではなく住み慣れた自宅での療養生活を望む患者に対して、患者の自宅などで治療を行う医療を「在宅医療」といいます。詳細は第8章で解説していますので、ここでは在宅医療における診療報酬の大枠を解説します。

▶ 在宅医療の診療報酬体系

　在宅医療の診療報酬は、①在宅患者診療・指導料、②在宅療養指導管理料、③薬剤料、④特定保険医療材料料の4つの区分に分かれています。近年、在宅医療は入院医療や外来医療に次ぐ第3の医療として必要性が高まってきており、その診療報酬体系は、徐々に複雑化してきています。主に「在宅医療を提供する医療機関の種類」、「在宅医療を受ける患者の状況」、「訪問診療の回数や方法、人数」の3つにより、点数が細分化されています。

▶ 診療報酬に影響する3つの要因

　在宅医療は主に3つの要因によって、算定できる点数が変わってきます。

　1つは「在宅医療を提供する医療機関の種類」です。主に**在宅療養支援診療所または在宅療養支援病院であるかないか、機能強化型であるかないか、病床を有するか有しないか**により、点数が区分されています。

　2つ目は、「在宅医療を受ける患者の状況」によっても点数が変わってきます。具体的には「重症患者（※特掲診療科の施設基準等 別表第8の2に規定）」の場合には点数が高く設定されています。また「要介護3以上など一定の状態にある患者」などの場合には、**包括的支援加算（150点）**が算定できます。さらには、患者の居住場所によっても、点数が細分化されています。居宅であれば**在宅時医学総合管理料**、グループホームなどの施設であれば**施設入居時等医学総合管理料**を算定することになります。点数は施設患者よりも、居宅患者などに算定する在宅時医学総合管理料のほうが高く設定されています。

そして、3つ目が「訪問診療の回数や方法、人数」です。訪問回数については**「月2回以上」**か**「月1回」**で区分されています。また、在宅医療に関しても「情報通信機器を用いた診療を行っている場合」の評価があり、その利用の有無により点数が細分化されました。訪問人数については、「1人」「2人以上9人以下」「10人以上19人以下」「20人以上49人以下」「それ以外」の場合で区分されています。

▶ 居宅患者1人あたり月間収入は約5万円

例えば、在宅療養支援診療所でないクリニックが、重症患者などではない居宅患者に月2回訪問診療した場合、主な診療報酬としては「在宅患者訪問診療料（888点／回）」と「在宅時医学総合管理料（2,735点／月）」が算定されます。その他に居宅療養管理指導(介護報酬299単位／回)が算定できます。そうすると合計で、月当たり51,090円であり、通常外来よりも診療報酬は充実しています。地域包括ケアシステム構築に向けて、在宅医療の充実は重要な課題であり、国としても在宅医療を推進していきたい狙いがみてとれます。

在宅医療の診療報酬に影響する3つの要因

【在宅医療を提供する医療機関の種類】
- 機能強化型在支診/在支病（病床あり）
- 機能強化型在支診/在支病（病床なし）
- 在支診/在支病
- 上記以外

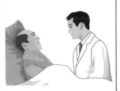
在宅医療

【在宅医療を受ける患者の状況】
①患者の状態
- 重症患者
- 要介護3以上など一定の状態にある患者の場合
- 上記以外
②居住場所
- 居宅
- グループホームなどの施設

・在支診…在宅療養支援診療所の略
・在支病…在宅療養支援病院の略

【訪問診療の回数や人数】
①訪問回数
　月2回以上／月1回
②診療方法
　情報通信機器を用いた診療の有無
③訪問人数
　1人／2人以上9人以下／10人以上19人以下／20人以上49人以下／それ以外

第4章 診療報酬の仕組み〜外来〜

4-9

特掲③ 検査
血液検査や内視鏡検査など

3つ目の特掲診療料として「検査」について解説します。医療機関では、患者の病気の診断を行うため、医師や臨床検査技師が様々な検査を行っています。検査は、大きく分けて「検体検査」と「生体検査」があります。

▶ 患者の検体を検査する「検体検査」

誰もが経験したことのある身近な検査としては、血液検査や尿検査が思い浮かぶと思います。このように人体から採取した（排出された）検体を使って、身体の異常を調べる検査を「**検体検査**」といいます。

検体検査の診療報酬は、検体を採取する料金（**診断穿刺・検体採取料**）、採取した検体を検査する料金（**検体検査実施料**）、そして、検査した結果を判断する料金（**検体検査判断料**）の3つを合計した点数となっています。

例えば、血液検査の1つ「末梢血液一般検査（21点）」を実施した場合、検査実施料のほかに、検体採取料の血液採取40点、検査判断料125点が加算され、合計186点となります。

> ＜検査実施料＞末梢血液一般検査：21点
> ＜検体採取料＞血液採取（静脈）：40点
> ＜検査判断料＞血液学的検査判断料：125点
> ⇒合計：186点

▶ 「検体検査」の種類は様々

検体検査の種類はおよそ300あり、個々に検査実施料が定められています。大まかな区分としては次の6つに分類されています。

①尿・糞便等検査

②血液学的検査

③生化学的検査（Ⅰ）

④生化学的検査（Ⅱ）

⑤免疫学的検査

⑥微生物学的検査

▶ 様々な機器を使って病気を調べる「生体検査」

　検査には、検体検査のほかに「**生体検査**」と呼ばれるものがあります。生体検査は、心電図、超音波、内視鏡（胃カメラ）など、様々な機器を使って身体の異常を調べる検査のことです。

　生体検査の診療報酬は約100種類あり、実施した「**生体検査料**」のみを基本的に算定します（判断料は検査料に含まれています）。例えば、内視鏡検査を行った場合、上行結腸（じょうこうけっちょう）と呼ばれる部位は1,550点、下行結腸（かこう）は1,350点と定められています。

　また、内視鏡検査などで、がんの疑いのある組織・細胞を採取した場合には、診断穿刺・検体採取料を別途算定します（このとき採取した細胞をもとに行う病理診断については、「特掲⑬病理診断」で解説します）。

検査の種類と診療報酬

	検体検査	生体検査
検査の概要	人体から採取した検体を対象とした検査（尿・糞便等検査、血液学的検査、生化学的検査、免疫学的検査など）	各種機器を用いて身体の異常を調べる検査（呼吸循環機能検査、超音波検査、脳波検査、内視鏡検査など）
診療報酬の算定構造	診断穿刺・検体採取料＋検体検査実施料＋検体検査判断料	生体検査料＋（診断穿刺・検体採取料）

特掲④ 画像診断
レントゲン撮影、CTスキャンなど

特殊な機器を用いて体内を画像撮影し、病気の診断を行う「画像診断」の診療報酬について解説します。画像診断には、エックス線診断、コンピューター断層撮影診断、核医学診断の3つがあります。

▶ 患者の体内を可視化して病気を診断

患者の体内を可視化し、病気の診断を行う医療行為を「**画像診断**」と呼びます。一般的なものとしては「エックス線撮影（一般にはレントゲン撮影ともいいます）」があり、エックス線で体内を可視化し、骨折や肺がんなどの診断に用いられています。

最近では、技術の進歩に伴い、「CT（コンピューター断層撮影）」や「MRI（磁気共鳴画像）」、さらには「PET（陽電子放射断層撮影）」といった高度な画像撮影も一般的になってきました。医療機関では、診療放射線技師と呼ばれる専門職が画像の撮影を主に担当し、医師は撮影した画像をもとに診断を行っています。

▶ 画像診断の診療報酬は3種類

画像診断の診療報酬は、大きく3種類に分類されています。「**エックス線診断**」「**コンピューター断層撮影診断**」「**核医学診断**」の3つです。

エックス線診断は、レントゲン撮影による画像診断です。カメラと同様、以前はフィルムを用いたアナログ撮影が一般的でしたが、今はデジタル化され、パソコン上で撮影した画像を確認することができます。診療報酬上も、アナログ撮影とデジタル撮影で異なる点数が設定されています。

コンピューター断層撮影診断は、CTあるいはMRIを用いた画像診断のことをいいます。レントゲン撮影では2次元の画像しか得られませんでしたが、CTやMRIでは体内の断面を3次元的に可視化することができ、病気の診断をより精密に行うことができます。

核医学診断は、他の画像撮影では発見がしづらかった体内の病気の部位などを特定することができる画像診断で、PETやシンチグラムといった撮影手法があります。レントゲン撮影やCT撮影では、体の外から放射線（エックス線）を照射して体内を可視化しますが、PETやシンチグラムでは放射性の薬剤を体内に投与して、その薬剤が集まっている部位（病変）を体外の検出器で測定します。CTなどでは発見が難しい微小ながんを見つける際などに用いられます。

▶ 画像診断は「撮影料」と「診断料」に分かれている

画像診断の診療報酬は、画像を撮影する「**撮影料**」と、撮影した画像を医師が見て判断する「**診断料**」に分かれています。エックス線診断であれば「写真診断」、コンピューター断層撮影診断であれば「コンピューター断層撮影診断」、核医学診断であれば「核医学診断」の診断料が各々かかります。

画像診断の種類と診療報酬

	エックス線診断（レントゲン撮影）	コンピューター断層撮影診断	核医学診断
	エックス線を用いた一般的な画像診断方法	CTあるいはMRIと呼ばれる機器を用いた画像診断方法	放射性薬剤を用いて、がんの病巣などを診断する方法
撮影料	アナログ撮影 デジタル撮影 など	CT撮影 MRI撮影 など	ポジトロン断層撮影 シンチグラム など
診断料	写真診断	コンピューター断層撮影診断	核医学診断

第4章 診療報酬の仕組み〜外来〜

4-11

特掲⑤ 投薬
薬剤師による薬の調剤など

医師が患者に薬を処方した際には、投薬に関する診療報酬を算定します。投薬では、医師による「処方料」と、薬剤師による「調剤料」がかかります。院外処方の場合には、処方箋料のみを算定します。

▶ 医師が処方し、薬剤師が調剤

医療機関が患者に薬を出すことを「**投薬**」といいます。投薬では、まず医師が薬を処方（薬の種類や調合法などを薬剤師に指示）し、その指示に従って薬剤師が薬を患者に提供（調剤）しています。そのため、投薬の診療報酬として「**処方料**」と「**調剤料**」がかかり、別途、薬代として「**薬剤料**」がかかります。

▶ 多数の薬を処方する場合、処方料は減点

処方料は基本的に1回につき42点と定められていますが、多数の種類の薬を同時に処方する場合、点数が低く設定されています。具体的には、7種類以上の内服薬を投与する場合には29点、また、3種類以上の抗精神病薬を投与する場合には18点となっています。同時に多くの薬を投与することは副作用のリスクを伴うことから、同時に多くの薬を処方する場合、ペナルティーとして処方料の点数が低く抑えられています。

▶ 調剤料は薬の種類で異なる

調剤料は、医師の指示（処方）に基づき、薬剤師が薬を患者に提供した際に算定する診療報酬です。薬剤師の調剤にかかる技術料に相当します。

調剤料は、内服薬の場合11点、外用薬（塗り薬など）の場合8点となります（1回の処方ごと）。ただし、入院患者の場合には一律に1日7点と定まっています。

　また、薬剤師が常時勤務する医療機関で投薬を行った場合には、調剤技術基本料として、外来では14点、入院では42点を算定します（以下の院外処方の場合を除く）。

　また、薬自体の料金として、「薬剤料」が別途かかります。

▶ 院外処方の場合は、処方箋料のみ

　現在、医療機関の7割以上は、院内ではなく院外（薬局）で薬を調剤し、患者に薬を処方しています。医療機関で薬を調剤することを「**院内処方**」、薬局で薬を調剤することを「**院外処方**」といいます。

　医療機関が院外処方をする場合、医療機関の医師が、薬の種類や量、服用法などを記載した「処方箋」を患者に発行します。患者は、処方箋を薬局に提出し、薬局は処方箋の内容に基づき、薬の調剤を行います。

　院外処方の場合、医療機関では診療報酬として「**処方箋料**」のみを算定します。2022年度の改定で、日本でも「**リフィル処方箋**」が解禁されました。リフィル処方箋とは、一定の期間内であれば反復使用（現行では上限3回まで）できる処方箋のことをいい、薬が必要なときに調剤薬局でリフィル処方箋を提出すれば、医師の診察を受けなくても薬をもらうことが可能になります。調剤料や薬剤料は、薬局で患者が支払う形となります。患者が薬局に支払う「調剤報酬」については、第11章で解説します。

第4章　診療報酬の仕組み〜外来〜

投薬（処方）の種類と診療報酬		
	院内処方	院外処方
	医療機関内で薬を調剤	薬局で薬を調剤
診療報酬	処方料 ＋ 調剤料・調剤技術基本料 ＋ 薬剤料 ※入院患者については処方料はかからない	処方箋料 ※調剤料や薬剤料は薬局にて支払い

4-12

特掲⑥ 注射
点滴や抗がん剤の注射など

医療機関で患者が注射を受けた場合、その技術料として「注射（実施）料」がかかります。注射実施料は、注射する部位（皮下、静脈、中心静脈）などに応じて種類が分かれており、それぞれ点数も異なっています。

▶ 注射の診療報酬は20種類程度

注射は、医師あるいは医師の指示のもとで看護師によって行われます。診療報酬では、注射の種類に応じて「**注射実施料**」を算定します。注射実施料は、注射する部位などによっていくつかの種類があり、それぞれに異なる点数が設定されています。

例えば、患者に点滴を行った場合は「**点滴注射**」、静脈に注射を行った場合は「**静脈内注射**」、中心静脈カテーテルを通して中心静脈に薬液を投与した場合は「**中心静脈注射**」を算定します。注射実施料は、全部で20種類ほどあります。

▶ 薬液の量によって異なる点滴注射の点数

点滴注射の点数は、注射した薬液の量によって異なっています。1日の注射量が500ml以上の場合102点ですが、注射量が500mlに満たない場合は53点となります（6歳未満で1日の注射量が100ml以上の場合は105点）。そのほか、静脈内注射は1回につき37点、中心静脈注射は1日につき140点などと定まっています。

▶ 外来で抗がん剤を注射する場合、加算を算定

がん治療の1つとして「化学療法」と呼ばれる治療法があります。抗がん剤を注射などで体内に投与し、がん細胞の増殖を抑えるなどの効果が期待できます。

化学療法は、以前は入院して行うことが当たり前でしたが、近年では医療機関の外来に通院しながら行うようになってきました。

　外来で化学療法を行えるようになったことで、患者にとっては日常生活を送りながら治療を受けることができるというメリットがあります。

　外来で化学療法を行う場合、診療報酬では、注射実施料に加えて「**外来化学療法加算**」を算定します。ただし、外来化学療法加算を算定するためには、専用の治療室などを設置することが定められています。

▶ そのほかの注射の加算

　そのほか、特殊な注射を実施した場合には各種加算があります。

　「**生物学的製剤注射加算**」は、ワクチンなどを使用した場合に、注射実施料とは別に算定します。「**精密持続点滴注射加算**」は、自動輸液ポンプを用いてゆっくりと薬剤を注入した場合に算定します。また、クリーンベンチ（無菌作業台）などで、滅菌管理が必要な注射薬を調剤した場合には、「**無菌製剤処理料**」を算定します。

注射の種類と診療報酬

注射実施料
- 皮内、皮下および筋肉内注射
- 静脈内注射
- 点滴注射
- 中心静脈注射
- 骨髄内注射
- 脳脊髄腔内注射
- 関節腔内注射
- など

＋

加算など
- 生物学的製剤注射加算
- 精密持続点滴注射加算
- 麻薬加算
- 外来化学療法加算
- 無菌製剤処理料

＋

薬剤料・材料料

4-13
特掲⑦ リハビリテーション
機能回復のためのリハビリ治療

医療機関では、身体機能の回復を目的として、理学療法士など国家資格をもつ専門職によって「リハビリテーション」が行われます。リハビリテーションの診療報酬は対象とする疾患などによって区分されています。

▶ リハビリテーション料は疾患などによって異なる

脳梗塞などを発症して体に麻痺が残った場合、身体機能を回復させるために、リハビリテーション治療を受けます。リハビリテーションの診療報酬は、疾患などに応じて10種類程度に分類されています。

近年は高齢者が増加し、治療後の寝たきりを防ぐなどの観点からリハビリテーションの重要性がますます高まっています。診療報酬上もリハビリテーション料は比較的高い点数が設定されており、国もリハビリテーションの推進を図っています。

▶ 脳血管疾患等リハビリテーション料

脳梗塞や、くも膜下出血を発症した患者、脳腫瘍などで手術を行った患者に対してリハビリテーションを実施した場合、「脳血管疾患等リハビリテーション料」を算定します。パーキンソン病などの神経筋疾患や、高次脳機能障害の患者なども対象となります。

▶ 運動器リハビリテーション料

「運動器リハビリテーション料」は、主に転倒などによって大腿骨頚部骨折（股関節の骨折）や脊椎圧迫骨折を患った高齢者が対象になります。骨折以外にも、関節の摩耗によって変形性関節症を患い、手術で人工関節に置き換えた患者なども運動器リハビリテーションの対象となります。

▶ そのほかのリハビリテーション料

　急性心筋梗塞や狭心症発作などの患者は、「**心大血管疾患リハビリテーション料**」、廃用症候群を発症した患者には「**廃用症候群リハビリテーション料**」、摂食機能障害をもつ患者については「**摂食機能療法**」を算定します。そのほか、「**がん患者リハビリテーション料**」、「**難病患者リハビリテーション料**」などがあります。

▶ 早期のリハビリテーションには加算がつく

　入院患者における脳血管疾患や運動器などの疾患別リハビリテーションについては、ある一定の要件などを満たすことで、発症から30日までは「**早期リハビリテーション加算**」として25点、さらに、発症から14日までは「**初期加算**」として45点が算定できます（両加算合わせて14日までは計70点）。より早期のリハビリテーションを推奨するため、発症初期の点数を高く設定しています。また今回（2024年度）の改定では、ある一定の患者については、14日を限度に「**急性期リハビリテーション加算（50点）**」がさらに算定できるようになっています。

| リハビリテーションの一例 ||
項目	対象となる患者
心大血管疾患 リハビリテーション料	急性心筋梗塞、狭心症発作など
脳血管疾患等 リハビリテーション料	脳梗塞、脳出血、くも膜下出血、パーキンソン病など
廃用症候群 リハビリテーション料	急性疾患などに伴う安静による廃用症候群
運動器 リハビリテーション料	上・下肢の複合損傷、脊椎損傷による四肢麻痺、体幹・上・下肢の骨折など
呼吸器 リハビリテーション料	肺炎、無気肺、肺腫瘍、胸部外傷など
難病患者 リハビリテーション料	ベーチェット病、多発性硬化症、重症筋無力症など
がん患者 リハビリテーション料	がんと診断された患者で手術などを行う患者
摂食機能療法	摂食機能障害を有する患者

第4章　診療報酬の仕組み〜外来〜

特掲⑧ 精神科専門療法
精神病患者への専門的治療

近年、認知症などの精神疾患の患者が増加しています。精神疾患の患者への治療は主に精神科を標榜する医療機関で行われており、医師によるカウンセリングやグループ単位で対人関係を学ぶ精神療法などがあります。

▶ 精神疾患の患者は500万人以上

認知症を含む精神疾患を患う患者数は、現在、全国でおよそ500万人に上ります（厚生労働省2020年患者調査）。代表的な精神疾患としては、「統合失調症」「うつ病」「不安障害」「認知症」などがあります。また、精神科をもつ医療機関に入院している患者は、およそ24万人います。近年は、統合失調症の患者は減少傾向にありますが、少子高齢化を背景として認知症の患者が大幅に増加することから、その対策が急務となっています。

▶ 様々な精神科専門療法

精神疾患の患者への治療は、主に精神科を標榜する医療機関で行われます。診療報酬上は、「**精神科専門療法**」という項目の中でおよそ20種類の治療法に分類されています。精神科の専門医師によるカウンセリングや、個人やグループ単位での活動を通して社会適応能力の向上を図るものなど種々の治療法があります。

▶ 専門医師による精神療法

精神科の専門医師による治療法としては、「**通院・在宅精神療法**」「**認知療法・認知行動療法**」「**心身医学療法**」などがあります。例えば、認知療法・認知行動療法は、気分障害やパニック障害、心的外傷後ストレス障害などの患者に対して、認知の偏（かたよ）りを修正して問題解決を手助けする精神療法の1つです。

▶ グループを形成して対人関係を学ぶ

　医師と1対1の形式ではなく、集団で行う精神療法もあります。「**通院集団精神療法**」は、患者同士がグループを形成し（1回につき10人まで）、話し合いや劇などを通じて自己表現を行い、対人関係の作り方や社会適応技術の習得を図る治療法です。

▶ 社会復帰を図るための種々の活動を実施

　グループで趣味やスポーツなどの活動を通じて、精神症状の回復を図る治療法もあります。「**精神科ショート・ケア**」「**精神科デイ・ケア**」は、社会生活機能の回復を目的として、グループごとに日中に活動を行います。「**精神科ナイト・ケア**」は、午後4時以降、社会復帰のための種々の活動を行う精神療法です。

精神科専門療法の一例

項目	治療方法の概要
通院・在宅精神療法	統合失調症、躁うつ病などの患者に社会適応能力などの向上を図るための助言などを行う治療法
認知療法・認知行動療法	うつ病などの気分障害、強迫性障害などの患者に対して、認知の偏りを修正するなどの治療法
心身医学療法	心身症の患者について、カウンセリング、行動療法などにより回復を図る治療法
通院集団精神療法	対人関係の相互作用を通じた社会適応技術の習得などにより病状の改善を図る治療法
精神科作業療法	社会生活機能の回復を目的として行うもので、1日2時間の作業を標準としたもの
精神科ショート・ケア	1日3時間を標準としてグループ単位で趣味やスポーツを行い、地域社会への復帰を図るもの
精神科ナイト・ケア	午後4時以降、4時間を標準として、社会生活機能の回復を目的とした活動を行うもの
精神科在宅患者支援管理料	入退院を繰り返し病状が安定しない患者などに定期的に訪問診療・訪問看護を実施

特掲⑨ 処置
ケガの手当て、人工呼吸など

医療機関で傷の手当てを受けたり、骨折した足をギプスで固定してもらったりすることを診療報酬では「処置」といいます。処置の内容は多岐にわたり、包帯を巻いた面積などによっても点数が細かく規定されています。

▶ 処置の内容は多種多様

処置には、ケガの手当てから、救命のため行う心臓マッサージ、皮膚科のレーザー療法など数多くの種類があり、内容に応じて次の10項目に区分されています（①一般処置、②救急処置、③皮膚科処置、④泌尿器科処置、⑤産婦人科処置、⑥眼科処置、⑦耳鼻咽喉科処置、⑧整形外科的処置、⑨栄養処置、⑩ギプス）。

▶ ケガの面積によって診療報酬は異なる

一般処置としては、ケガ（創傷）・やけど・床ずれの手当てや、酸素吸入などが該当します。ケガの手当ての診療報酬は、包帯などで覆う面積によって点数が異なり、100cm^{2}未満は52点、100cm^{2}以上500cm^{2}未満は60点などと決まっています。なお、処置のために使用する包帯やガーゼの費用は、患者に別途請求することはできない決まりです（処置の診療報酬に包帯などの費用は含まれるという考え方のため）。

▶ 実施時間によって異なる点数

救急処置としては、人工呼吸や心マッサージなどが該当します。人工呼吸の点数は時間によって異なり、30分以内の場合302点、30分を超える場合30分ごとに50点が加算されるルールとなっています（5時間を超えた場合は別）。同様に、心マッサージも実施時間によって点数が決められています。

▶ 固定部位によって点数が異なるギプス

　骨折などのため、ギプスで固定した場合には、ギプスの点数を算定します。ギプスの点数は、固定する部位によって異なり、「鼻」は310点、「手・足」は490点、「鎖骨」は1,250点などと決まっています。

▶ 簡単な処置の費用は基本診療料に含まれる

　そのほか、耳鼻咽喉科であれば鼻吸引やネブライザー、皮膚科であれば軟膏処置や皮膚レーザー照射などについて点数が各々定められています。なお、点眼や鼻洗浄、範囲の狭い手当てなど簡単な処置については、基本診療料（初診・再診料）に当該費用が含まれるという考え方のため、患者に別途費用を請求することはできない決まりです。

処置の一例

項目	処置の例
一般処置	ケガ・やけど・床ずれの手当て、酸素吸入など
救急処置	人工呼吸、心マッサージ、胃洗浄など
皮膚科処置	軟膏処置、皮膚レーザー照射療法など
泌尿器科処置	留置カテーテル設置、膀胱洗浄、導尿など
産婦人科処置	子宮出血止血法、羊水穿刺など
眼科処置	結膜異物除去、眼処置など
耳鼻咽喉科処置	耳処置、耳洗浄、鼻吸引、ネブライザーなど
整形外科的処置	湿布処置、腰部固定帯固定、介達牽引など
栄養処置	鼻腔栄養、滋養浣腸
ギプス	ギプスの使用（部位により異なる点数）

特掲⑩ 手術
外科医によるオペ・執刀

医療機関で患者が手術を受けた場合は、「手術料」の診療報酬がかかります。手術には数多くの種類があり、技量が求められる手術ほど高い点数が設定されています。また、輸血を行った場合は「輸血料」が請求されます。

▶ 手術の種類は1,000項目以上

医師の専門は、大きく内科系と外科系とに分かれており、外科系の医師が用いる代表的な治療法が「手術」です。手術には多数の種類があり、診療報酬では1,000以上の項目があります。手術の点数は、一般に難易度が高い手術であるほど高い点数が設定されています。以下では、一例を挙げて解説します。

▶ 骨折観血的手術

複雑な骨折や、関節周辺を骨折した場合などに行われる手術が「**骨折観血的手術**」です。観血的手術は、出血の可能性のある手術をいいます。通常の骨折の治療では、骨折した部位をギプスで固定する処置が行われますが、骨折観血的手術では、手術で骨を正常な位置に戻し、ネジやプレートなどで骨を固定します。

骨折観血的手術の点数は、「肩甲骨、上腕、大腿」の場合は21,630点、「前腕、下腿、手舟状骨＊」は18,370点、そのほかの部位は11,370点となっています。なお、手術で使用したネジやプレートなど診療報酬ルールで定められた材料の費用は、手術料に含まれず、別途患者に請求します。

▶ 胃切除術（悪性腫瘍手術）

胃がんなどの治療のため、胃の一部またはすべてを取り除く手術を「**胃切除術**」といいます。近年は、お腹を切り開く「**開腹術**」でなく、お腹に小さな穴を開けて特殊な器具を挿入する「**腹腔鏡下手術**」も行われるようになってきました。

胃切除術の診療報酬は、開腹術の場合55,870点、腹腔鏡下手術の場合

＊**手舟状骨**：手首にある8つの小さな骨「手根骨（しゅこんこつ）」の1つ。

64,120点となっています（両者とも悪性腫瘍を対象とした手術の点数）。手術の難易度などの観点から、腹腔鏡下手術のほうが開腹術に比べて高い点数が設定されています。

▶ ECMOや不妊治療に関する項目が新設

前回（2022年度）の改定では、新型コロナウイルス感染症への対応などを踏まえ、人工呼吸や人工心肺における治療の要件や評価が見直されました。例えば、ECMOを用いた重症患者の治療では、「**体外式膜型人工肺（１日につき）：初日30,150点**」が挙げられます。また、「人工授精」や「胚移植術」などの不妊治療に関しても、診療報酬で評価されており、子供を持ちたいという方々が有効で安全な不妊治療を受けやすくなることが期待されます。

▶ 輸血を行った場合は「輸血料」を算定

手術の有無に関わらず、患者に輸血を行った場合には「**輸血料**」を算定します。輸血した血液の量が200mlまでは450点、200mlを超える場合は200mlごとに350点が加算されます。また、手術前に患者から採血を行い、保存した場合には「**自己血貯血**」を、保存した血液を輸血した際には「**自己血輸血**」を算定します。

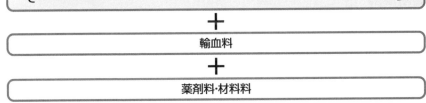

手術の種類と診療報酬

手術料

皮膚切開術、皮膚移植術、骨折観血的手術、人工関節置換術、頭蓋内血腫除去術、脳血管内手術、水晶体再建術、鼓膜形成手術、上咽頭ポリープ摘出術、顎関節形成術、乳腺腫瘍摘出術、肺切除術、食道狭窄拡張術、経皮的冠動脈ステント留置術、弁形成術、ペースメーカー移植術、ヘルニア手術、内視鏡的胃、十二指腸ポリープ・粘膜切除術、胃切除術、急性膵炎手術、虫垂切除術、尿管結石術、経尿道的前立腺手術、帝王切開術　など

＋

輸血料

＋

薬剤料・材料料

4-17

特掲⑪ 麻酔
全身麻酔や局所麻酔など

手術の際に実施した麻酔の種類（全身麻酔や局所麻酔など）に応じて、麻酔料が異なります。また、体の痛みを緩和するために、ペインクリニックなどで麻酔薬を注射した場合には、神経ブロック料がかかります。

▶ 手術時に行う麻酔と、痛みを緩和するための麻酔

診療報酬の「麻酔」には、手術の際に行われる麻酔のほか、体の痛みを緩和するため麻酔薬などを注射する「神経ブロック」と呼ばれる治療も含まれます。

手術の際に行う麻酔としては、大きく「**全身麻酔**」と「**局所麻酔**」に分類され、それぞれにいくつかの手技があり、手技に応じて点数が設定されています。

▶ 全身麻酔

全身麻酔の手法としては、静脈に麻酔薬を注射する「**静脈麻酔**」と、ガス麻酔器を用いた「**閉鎖循環式全身麻酔**」などがあります。

静脈麻酔の診療報酬は、麻酔の実施時間が10分未満の場合は120点、10分を超える場合は600点（常勤の麻酔科医が行う場合1,100点）を算定します。

閉鎖循環式全身麻酔では、実施する手術内容によって点数が異なります。心臓手術の際などに行う麻酔には一定の技量が求められるため、高い点数が設定されています。また、心不全や糖尿病などを患う「麻酔困難な患者」に対する麻酔の場合も点数が高くなります。

▶ 局所麻酔

局所麻酔の手法としては、麻酔薬を注射する部位によって「**脊椎麻酔**」「**硬膜外麻酔**」などがあります。脊椎麻酔では、下半身のみに麻酔を効かせることができます。また、硬膜外麻酔は、麻酔薬の注入部位によって麻酔を効かせたい範囲を変えることができ、その範囲に応じて点数も異なります。

▶ 麻酔料の加算

　常勤の麻酔科医が患者への診察と麻酔を行った場合、「**麻酔管理料**」が別途加算されます。また、緊急手術で、時間外に麻酔を行った場合には「**時間外加算**」、休日に麻酔を行った場合には「**休日加算**」がかかります。

▶ 神経ブロック

　神経痛などの各種痛みを緩和するために、局所麻酔薬などを注射する治療方法を神経ブロックと呼びます。神経ブロックの診療報酬は、対象とする部位に応じて異なり、例えば「**眼神経ブロック**」は800点、「**腰部交感神経節ブロック**」は570点、「**坐骨神経ブロック**」は90点などと決まっています。

麻酔の種類と診療報酬

麻酔料	神経ブロック料
□ 静脈麻酔 □ 閉鎖循環式全身麻酔 □ 脊椎麻酔 □ 硬膜外麻酔 □ 迷もう麻酔 □ 筋肉注射による全身麻酔、 　注腸による麻酔 □ 上・下肢伝達麻酔 　など	□ 神経根ブロック □ 眼神経ブロック □ 腰部交感神経節ブロック □ 星状神経節ブロック □ 顔面神経ブロック □ 肋間神経ブロック □ 下垂体ブロック □ 下顎神経ブロック □ 坐骨神経ブロック 　など

薬剤料・材料料

第4章　診療報酬の仕組み〜外来〜

4-18

特掲⑫ 放射線治療
放射線を用いたがん治療法

放射線治療は、がんの治療方法の1つで、体外あるいは体内から放射線を照射して、がん細胞の消滅や縮小を図ります。放射線治療には、高性能な機器が必要とされ、現在も新たな治療技術の開発が行われています。

▶ がんの三大療法「手術」「抗がん剤」「放射線治療」

がん治療の1つである「放射線治療」は、エックス線やガンマ線などの放射線を体に照射して、がんの成長を遅らせたり、腫瘍を小さくしたりする目的で行う治療法です。手術や化学療法（抗がん剤治療）と併用して行われる場合もあります。

日本では、がん患者の約25%が放射線治療を受けていますが、米国ではおよそ66%のがん患者が放射線治療を受けており、日本は諸外国に比べて放射線治療の実施率が低いことが指摘されています（数値は2012年のもの。出典：（公社）日本放射線腫瘍学会）。そのため今後は、放射線治療を行う患者がさらに増えていくものと予想されます。

▶ 放射線治療は大きく2つ

放射線治療は、体の外から放射線を当てて治療する「**外部照射**」と、体の内部から放射線を当てる「**内部照射**」に分類されます。現在は、外部照射による治療が主に行われています。

▶ 外部照射

外部照射は、大型の装置を用いて、体の外から、がんの部位に放射線を照射する治療法です。使用する放射線にはいくつかの種類があり、エックス線やガンマ線のほか、近年では粒子線を用いた治療も行われるようになってきました。粒子線は、エックス線とは異なり、体内で放射線のエネルギーが減衰することなく、がんの病巣部位を照射することができるという特長があります。

　放射線治療には、高度な医療機器を使用することから、点数は比較的高額となります。例えば、「**ガンマナイフによる定位放射線治療**」は50,000点、「**直線加速器による放射線治療**（定位放射線治療）」は63,000点、「**粒子線治療**」は187,500点（希少な疾病に対して実施した場合）などと定まっています。

▶ 内部照射

　内部照射は、数ミリから数センチメートル以下の小さな放射性物質を、がんの部位やその周辺に挿入して治療する方法です。口腔がん、舌がん、乳がん、前立腺がんなどに対しては、カプセル型の放射性物質を挿入する方法（**密封小線源治療**）が用いられ、また、甲状腺がんなどの場合は放射性物質を服用する方法（**非密封小線源治療**）が用いられる場合があります。

放射線治療の種類と診療報酬	
外部照射	内部照射
「体外」から放射線を当てる治療	「体内」から放射線を当てる治療
□ エックス線表在治療 □ 高エネルギー放射線治療 □ ガンマナイフによる定位放射線治療 □ 直線加速器による放射線治療 □ 粒子線治療 　など	□ 密封小線源治療 　［腔内照射 　　組織内照射 　　放射性粒子照射］ □ 非密封小線源治療

第4章　診療報酬の仕組み〜外来〜

4-19

特掲⑬ 病理診断
採取した組織をもとに診断

患者の体から採取した組織や細胞を顕微鏡で観察し、病気の診断を行うことを「病理診断」と呼びます。病理診断は、採取した組織や細胞で「病理標本」を作製し、それをもとに医師が診断するという手順で行われます。

▶ 病理診断で病気を確定させる

病理医と呼ばれる専門の医師が、患者の体から採取された組織や細胞を顕微鏡で観察し、病気の診断を行うことを「**病理診断**」といいます。特に、がんの疑いのあるケースについて確定診断を行うことを目的に実施されます。

病理診断の診療報酬は、顕微鏡で観察するための標本を作製する「**病理標本作製料**」と、医師による診断の「**病理診断・判断料**」に分かれています。

▶ 病理標本作製は手術中に行う場合も

病理標本作製料は、作製目的や手法などにより、いくつかの種類があります。

患者から採取した組織をもとに標本を作製した際には、診療報酬の「**病理組織標本作製**」として860点を算定します。胃や小腸など複数の臓器から組織を採取し標本を作製した場合、3臓器まで算定できます。

また、電子顕微鏡で観察するための標本を作製した場合には「**電子顕微鏡病理組織標本作製（2,000点）**」を算定します。手術中に患者から採取した組織で標本を作製した場合には「**術中迅速病理組織標本作製（1,990点）**」を算定します。

上記のほかに、患者から細い針などで少量の細胞を採取して診断する「**細胞診**」と呼ばれる手法があります。乳がんが疑われる場合などに、細い注射針を用いて細胞を採取し、標本を作製した際には細胞診として190点を算定します。

なお、検体の採取にかかる費用は、検査料の「**診断穿刺・検体採取料**」として請求されることになっています。

▶ 病理専門医のいる医療機関では高い点数

　病理診断・判断料は、「**病理専門医**」が病理診断を行う場合と、そのほかの医師が行う場合では点数が異なります。

　病理専門医が、組織標本をもとに診断を行った場合には「**組織診断料（520点）**」を算定し、細胞診で採取した細胞の標本に基づき診断した場合には「**細胞診断料（200点）**」を算定します。加えて、病理診断の経験を7年以上もつ医師がいる医療機関では、「**病理診断管理加算**」が上記の点数に加わります。

　病理専門医でない医師により診断が行われた場合は「**病理判断料**」として130点を算定します。また、病理専門医のいない医療機関においても、一定の要件を満たすことで、病理専門医のいる医療機関に標本を送付し、診断結果を文書で報告してもらうことが可能です。

病理診断の種類と診療報酬

病理標本作製料

- □ 病理組織標本作製
- □ 電子顕微鏡病理組織標本作製
- □ 免疫染色（免疫抗体法）病理組織標本作製
- □ 術中迅速病理組織標本作製
- □ 術中迅速細胞診
- □ 細胞診
- □ HER2遺伝子標本作製
- □ ALK融合遺伝子標本作製

病理診断・判断料

- □ 病理診断料
- □ 病理判断料

【検査料】診断穿刺・検体採取料、薬剤料、材料料

4-20

特掲⑭ その他
医療関係職種の処遇改善における加算

2024年度の改定では、医療従事者の人材確保や賃上げに向けた取り組みとして、看護職員、病院薬剤師その他の医療関係職種における処遇改善のための診療報酬が新設されました。

▶ 処遇改善に向けた診療報酬は特掲「その他」に

2024年度の診療報酬改定では、特掲診療料が1項目追加され、14項目となりました。追加された項目は「その他」と表記され、医療機関の職員における処遇改善にかかわる項目が収載されています。これは今回の診療報酬改定での重要課題として位置づけられている「医療従事者の人材確保や賃上げに向けた取組み」を反映した内容に合っているといえます。

追加された項目は、「**看護職員処遇改善評価料**」と「**ベースアップ評価料**」の2つに区分されます。看護職員処遇改善評価料は、地域でコロナ医療など一定の役割を担う医療機関における看護職の賃金引き上げを目的に、前回（2022年度）の改定で新設されたものになります。ある一定以上の入院医療を提供している施設が対象となります。

▶ ベースアップ評価料の新設により一定以上の賃上げを目指す

今回の改定では、看護職員、病院薬剤師その他の医療関係職種の賃上げへの診療報酬における対応として、「ベースアップ評価料」が新設されました（詳細は1-2）。

ベースアップ評価料は「外来・在宅ベースアップ評価料（Ⅰ）」「外来・在宅ベースアップ評価料（Ⅱ）（※入院医療を実施していない診療所）」「入院ベースアップ評価料」の3つの評価料が設定されています。入院医療を実施している施設は主に外来・在宅ベースアップ評価料（Ⅰ）と入院ベースアップ評価料の2つを算定し、対象職種のある一定以上の賃上げを目指すことになります。

● 入院ベースアップ評価料は1〜165区分まで

　入院基本料等への加算項目となりますが、ここで「入院ベースアップ評価料」にも触れておきます。

　入院医療を実施している病院では、「外来・在宅ベースアップ評価料（Ⅰ）」だけでは一定以上の賃上げ率（2.3%）に届かない場合に、入院ベースアップ評価料を算定することができます。その際には、以下の算式をもとに、届出する区分を計算し、届出することが必要となります。

入院ベースアップ評価料の区分算出式

$$\frac{\begin{bmatrix}対象職員の給与総額×2分3厘 − （外来・在宅ベースアップ評価料(\text{I}) \\ 及び 歯科外来・在宅ベースアップ評価料(\text{I})により算定される \\ 点数の見込み）×10円\end{bmatrix}}{当該保険医療機関の延べ入院患者数×10円}$$

医療従事者の賃上げに向け新設される診療報酬のイメージ

病院・診療所（有床）

診療所（無床）

初再診料などや入院基本料などの引き上げ

外来・在宅ベースアップ評価料（Ⅰ）
・初再診料などと合わせて算定可能
・初診時　8点
・再診時　2点
・訪問診察時　28点（同一建物居住者は7点）

入院ベースアップ評価料
・入院基本料などと合わせて算定可能
　1〜165点

外来・在宅ベースアップ評価料（Ⅱ）
・初再診料などと合わせて算定可能
・初診または訪問診療時　1〜8点
・再診時　8〜64点
※評価料（Ⅰ）だけでは、賃上げが不十分となる診療所（無床）のみ算定可能

第4章まとめ

●診療報酬は5,000以上もの種類があり、大きく「基本診療料」と「特掲診療料」に区分されています。

●基本診療料は、医師の診察代に相当するもので、医療機関で必ず請求される料金です。外来では、「初診料」と「再診料」の2種類があります。

●再診料は「再診料」「外来診療料」の2つに分かれています。

●特掲診療料は、患者が受けた治療内容に応じて変わる料金です。14項目に分類されています（医学管理、在宅医療、検査、画像診断、投薬、注射、リハビリテーション、精神科専門療法、処置、手術、麻酔、放射線治療、病理診断、その他）。

●医学管理は、医師などが患者に医学的な指導・管理を行った際の料金です。

●在宅医療は、「在宅医療を提供する医療機関の種類」「在宅医療を受ける患者の状況」「訪問診療の回数や方法、人数」により点数が細分化されています。

●検査には、大きく分けて「検体検査」と「生体検査」があります。

●画像診断には、「エックス線診断」「コンピューター断層撮影診断」「核医学診断」の3種類があります。

●院内処方の場合、薬は医療機関で処方されますが、院外処方の場合は、薬局で処方してもらいます。

●リハビリテーションの診療報酬は、患者の疾患によって種類が分かれています。

●手術料は、一般に難易度が高い手術ほど点数が高くなります。

●麻酔には、手術の際に行う麻酔のほか、痛みを緩和するための治療（神経ブロック）も含まれます。

●放射線治療では、大型の特殊な機器を用いて、がんへの放射線照射が行われます。

●病理診断では、採取した組織から標本を作製し、病理専門医による、がんの診断が行われます。

●2024年度の改定では、特掲診療料「その他」が追加され、看護職員、病院薬剤師その他の医療関係職種における処遇改善のための診療報酬が新設されました。

診療報酬の仕組み
～入院～

前章では外来医療の診療報酬を見てきましたが、本章では入院医療の診療報酬について解説していきます。

入院医療も、外来医療と同様に、患者が受けた検査や手術などの内容に応じた診療報酬がかかることに違いはありませんが、入院医療の場合には「入院料」と呼ばれる診療報酬がかかります。

入院料には様々な種類があり、例えば、リハビリテーション治療を行う病棟でかかる入院料、長期の療養生活を送るための病棟に入院した場合にかかる入院料などがあります。

主な入院料の事例を交えながら、入院の診療報酬の仕組みを見ていきます。

医療機関の種類
病院、一般診療所、歯科診療所

最初に、医療機関の種類について解説します。医療機関は、入院ベッド（病床）の数に応じて「病院」と「診療所」に区別されています。病院は、病床数が20床以上の医療機関のことをいいます。

▶ 病院＝病床数が20床以上の医療機関

日本には現在、18万681施設の医療機関があります（2023年11月末現在＊）。医療機関は主に、「病院」「一般診療所」「歯科診療所」の3つに区分されます。

入院ベッド（病床）を20床以上もつ医療機関のことを「**病院**」と呼び、病床数が19床以下もしくは入院施設をもたない医療機関を「**診療所（クリニック）**」といいます。病院の開設や病床数の変更を自由に行うことはできず、都道府県知事の許可が必要となります。

診療所のうち、歯科を標榜する診療所を「**歯科診療所**」、そのほかの内科などを標榜する診療所を総じて「**一般診療所**」と呼びます。

現在、全国には8,121の病院と、10万5,471の一般診療所、6万7,089の歯科診療所があります。

▶ 病院は徐々に減少、診療所は増加

今から10年前（2013年11月末現在＊）は、病院は8,540施設（現在は419施設減少）、一般診療所は10万724施設（同4,747施設増加）、歯科診療所は6万8,755施設（同1,666施設減少）となっていました。

近年、病院は徐々に減少傾向にあり、一般診療所は増加傾向、歯科診療所は減少の傾向にあります。

▶ 病院の病床数は約148万床

　全国の病院の病床数を合計すると148万3,877床にのぼります（2023年11月末現在＊）。総病床数を病院数で割ると、1病院あたり平均で183床の病床をもっている計算になります。実際には、20床の病院から1,000床以上の病院まで様々な規模の病院が全国に存在します。また、病院に入院している患者は全国に1日約113万人＊います。全国の病床数（約148万床）の約76%で、患者が日々入院していることになります（2023年11月末現在＊）。

▶ 様々な種類がある病床

　入院している患者の病態は様々で、治療後すぐに退院する患者もいれば、治療後にリハビリテーションを必要とする患者もいます。そのため、病床は患者の病態に応じて、様々な種類に区分されています。

　例えば、集中的な治療・管理を必要とする患者が入院する病床、慢性的な病気により長期間療養するための病床、リハビリテーションを受ける患者が入院する病床などに分かれています。病床の種類に応じて入院の診療報酬も異なります。詳しい病床の種類などは次節以降で解説していきます。

医療機関の種類

●病院
8,121施設
（総148万3,877床）
　病床数20床以上 の医療機関

●一般診療所
10万5,471施設
　病床数19床以下 の医療機関
（内科などを標榜）

●歯科診療所
6万7,089施設
　病床数19床以下 の医療機関
（歯科を標榜）

※施設数は、厚生労働省「医療施設動態調査（2023年11月末）」より。

＊…現在：厚生労働省「医療施設動態調査」より。
＊…113万人：厚生労働省「令和5年（2023）患者調査」より

入院の診療報酬の仕組み
入院の診療報酬＝入院料＋特掲診療料

入院の診療報酬を理解するために、まずは基本的な仕組みから解説していきます。入院の診療報酬は、基本診療料としての「入院料」に加えて、実施した治療内容に基づく特掲診療料を算定します。

▶ 入院の診療報酬＝入院料＋特掲診療料

入院の診療報酬は、基本的には外来と同様の仕組みになっています。医療機関を受診（入院）した際に必ずかかる「**基本診療料**」と、治療内容に応じたオプション料金に相当する「**特掲診療料**」を合わせた金額です。

外来の場合は基本診療料として「初診料・再診料」がかかりましたが、入院の場合には、基本診療料として「**入院料**」が患者に請求されます＊。入院料には、いくつかの種類があり、患者が入院する病棟（病床）によって入院料が変わります。また、入院の特掲診療料は、基本的に外来と同様の内容となっています。

▶ 病棟に応じて異なる入院料、入院料は「届出制」

入院料は全部で20種類程度に区分されています。例えば、療養病棟と呼ばれる病棟に入院した患者の場合、入院料として「**療養病棟入院基本料**」を算定します。療養病棟は、主として長期にわたって医療的な処置や管理を必要とする患者が入院する病棟です。

また、脳梗塞や骨折などを患う患者に対してリハビリテーション治療を行う回復期リハビリテーション病棟に入院した場合には、「**回復期リハビリテーション病棟入院料**」を算定します。このように、患者が、どの種類の病棟に入院したのかによって入院料は異なります。

＊…**されます**：初診の患者においては、初診料も算定。

▶ 1つの病棟は基本的に60床以下、入院料は「届出制」

　多くの病院では、病棟を複数有しています。1つの病棟は、60床までと定められており、61床以上の病床をもつ病院では2つ以上の病棟をもつことになります。例えば、多くの病院では階によって病棟が分けられています（2階病棟・3階病棟・4階病棟など）。

　また、同じ病院の中でも、病棟によって入院料を変えているケースがあります（例えば、2階病棟は「一般病棟」、3階病棟は「回復期リハビリテーション病棟」、4階病棟は「療養病棟」など）。病棟によって入院料が異なる病院が数多く存在します。

　病院は、厚生労働省の出先機関である地方厚生局に対して、各病棟でどの入院料を算定するのかを事前に届け出ます。届出にあたって、各入院料にはそれぞれ一定の基準（人員数、構造、設備など）が設定されており、その基準を満たした病棟でなければ届け出ることができない決まりです。

第5章　診療報酬の仕組み〜入院〜

入院の診療報酬の仕組み

入院の診療報酬の構造

特掲診療料

基本診療料　＝　入院料

□ 一般病棟入院基本料　　□ 回復期リハビリテーション病棟入院料
□ 療養病棟入院基本料　　□ 地域包括ケア病棟入院料
□ 精神病棟入院基本料　　□ 救命救急入院料　など
□ 特定機能病院入院基本料

※初診の患者には初診料も算定。

5-3
入院料の種類
急性期・回復期・慢性期

　入院の診療報酬を理解するためには、病棟（入院料）の種類について理解を深めることが重要になります。病棟は、「急性期」「回復期」「慢性期」という考え方で捉えると理解が深まります。

▶ 入院料は「病期」ごとに分かれている

　病期とは、「患者に治療を施している初期の段階（**急性期**）」「治療を終えて自宅復帰に向けてリハビリテーションなどを受けている段階（**回復期**）」「長期的な療養が必要な段階（**慢性期**）」という主に3つの段階で患者の状態を捉える考え方です。この病期に対応する形で、各入院料を区分することができます。

▶ 一般病棟＝「急性期」を対象とした病棟

　例えば、「**一般病棟**」は急性期の患者を対象とした病棟、また、「**地域包括ケア病棟**」「**回復期リハビリテーション病棟**」は回復期を対象とした病棟、「**療養病棟**」は慢性期を対象とした病棟として位置付けられています。なお、今回新設された「**地域包括医療病棟**」については、厚生労働省の資料では急性期と回復期の両方を担う病棟として表現されています。

　急性期の段階では、患者の病状が安定しないため、医師や看護師など医療スタッフが手厚く配置されている病棟で患者を診療する必要があります。そのため、一般病棟では、他の病棟と比べて看護職員＊を多く配置することが診療報酬の要件として定められています。一方、急性期以降の段階では、患者の病状が安定しているため、一般病棟よりも看護職員の人数は少なくなります。また近年、入院医療評価体系については、基本的な医療の評価部分と診療実績に応じた段階的な評価部分との2つの評価を組み合わせた評価体系へ転換してきています。例えば急性期一般入院基本料では10対1を基本とした看護職員配置のほかに、「重症度、医療・看護必要度」を代表とする実績指標により評価されています。

＊**看護職員**：看護師および准看護師、看護師の比率は、入院基本料ごとに施設基準によって定められている。

▶ 病期に合わせて病棟が変わる

　患者が病院に入院してから退院するまでの経過を考えてみます。まず、病気を発症して治療を行う段階では、通常、一般病棟に入院します。その後、病状が安定し、退院に向けてリハビリテーションなどを行う段階では、回復期リハビリテーション病棟などに移ります。その後、退院が難しく、長期的な療養が必要な患者の場合には、療養病棟へと移ります。このように患者は病期や疾患に伴い、入院する病棟が変わるのが、今の入院医療の基本となっています。

▶ 入院料は1日ごとに計算

　入院料は基本的に**1日単位**で計算します。例えば、一般病棟に10日間、その後、回復期リハビリテーション病棟に30日間入院した患者の場合、（一般病棟の入院料×10）＋（回復期リハビリテーション病棟の入院料×30）の合計額が、その患者の入院料になります。

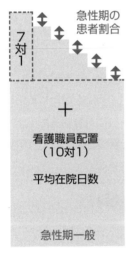

入院医療の評価体系と期待される機能（イメージ）

入院料	診療実績	病期のイメージ
急性期一般入院基本料	重症度、医療・看護必要度	急性期
地域包括医療病棟入院料	救急搬送患者割合など	
地域包括ケア病棟入院料	自宅等からの受け入れ実績、在宅復帰率等	回復期
回復期リハビリテーション病棟入院料	リハビリ実績指数、重症者の割合	
療養病棟入院基本料	医療区分・ADL区分	慢性期

例）急性期一般病棟入院料

第5章　診療報酬の仕組み〜入院〜

5-4
一般病棟
急性期の患者が入院する病棟

ここからは、各入院料の概要を説明していきます。まずは、「一般病棟入院基本料」についてです。今回（2024年度）の改定でも、一般病棟用の重症度、医療・看護必要度の評価項目や判定基準が見直されたことに伴い、施設基準における該当患者割合についても、実態を踏まえて見直されました。

▶ 一般病棟は、看護職員の人数によって種類が分かれる

一般病棟は、主に急性期の患者が入院する病棟で、一般病棟に入院した患者は「一般病棟入院基本料」が請求されます。

一般病棟入院基本料は、看護職員の人数などに応じて「**急性期一般入院基本料**」と「**地域一般入院基本料**」の2つの種類があります。そして、「急性期一般入院基本料」は、患者10人に対して病棟看護職員1人以上の病棟（10対1以上）で算定が可能であり、さらにほかの要件によって入院料1〜6まで区分されています。一方、「地域一般入院基本料」は、病棟看護職員の配置は15対1が基本であり、その分急性期一般入院基本料より点数が低く設定されています。

例えば、1日平均42人の患者が入院している一般病棟を例に考えます。この病棟に、看護職員が1勤務帯につき平均4.2人以上勤務している病棟の場合は、急性期一般入院基本料を届け出ることになります。その中でさらに看護職員が1勤務帯につき平均6人以上勤務している場合、患者7人に対して看護職員1人以上の配置となるため、「急性期一般入院料1」を届け出ることができます。

▶ 最も点数の高い一般病棟は、「急性期一般入院料1」

一般病棟の点数は種類に応じて異なります。急性期一般入院料1は1日1,688点（16,880円）、地域一般入院基本料1は1日1,176点（11,760円）と決まっています。看護職員の人数が多い一般病棟ほど点数が高く設定されています。

　また、**患者の入院期間に応じて加算**がつきます。入院初日から14日目までは450点、15日目から30日目までは192点の加算が各入院料にプラスされます。例えば、急性期一般入院料1を届け出ている病棟に「20日間」入院した患者の場合、14日目までは2,138点（1,688点＋450点）、15日目以降は1,880点（1,688点＋192点）の入院料がかかります。入院初期の診療は、医師・看護師などの業務負担が増えることから、その分、加算として高い点数が設定されているといえます。そのほか、実施した注射や処置などの費用は、入院料とは別に算定されます。

▶ 急性期一般入院料1（7対1）の届出要件をさらに厳格化

　2018年の改定では、一般病棟について「7対1」から「10対1」への移行を促進するため、急性期一般入院料2、3を新設しました。しかし実際には、入院料1（7対1）から入院料2、3（10対1）への移行はそれほど増えず、国の狙い通りには進んでいないのが現状です。

　そこで、前回の改定に続き2024年度の改定でも、急性期一般入院基本料の施設基準である重症度、医療・看護必要度について、急性期の入院医療の必要性に応じた評価となるように評価項目や判定基準を見直しました。それに伴い、施設基準における該当患者割合も実態を踏まえて見直されています（※詳細は1-5「一般病棟用の重症度、医療・看護必要度の見直し」へ）。

一般病棟入院料の概要

入院料	看護職員配置	点数	入院〜14日まで	15日〜30日まで
急性期一般入院料1	【7対1】患者7人に対して看護職員1人	1,688点	450点加算	192点加算
急性期一般入院料2〜6	【10対1】患者10人に対して看護職員1人	1,644点〜1,404点		
地域一般入院料1〜2	【13対1】患者13人に対して看護職員1人	1,176点〜1,170点		
地域一般入院料3	【15対1】患者15人に対して看護職員1人	1,003点		

5-5
地域包括医療病棟
高齢者の救急搬送などの受け入れを主とした入院料

　2024年度の改定では、これから増加する救急の高齢者患者の受け入れなどを担う受け皿として、「地域包括医療病棟入院料」が新設されました。この病棟では、高齢救急患者の受け入れだけでなく、早期退院に向けたリハビリ、栄養管理、意思決定支援、在宅復帰支援などの包括的な機能を提供することが求められます。

▶ 地域包括医療病棟とは

　高齢者の人口増加に伴い、高齢者の救急搬送者数が増加傾向にある中で、特に軽症・中等症が増加しています。現在、このような軽症・中等症の高齢者の救急搬送患者は、7対1病棟に救急搬送などで入院する割合が高くなっています。この状況に関して、医療資源に限りがある中で重症患者の診療に支障を来す可能性や、7対1病棟ではリハビリテーション専門職の数が少ないことなどから、入院した高齢者の一部は、急性期の治療を受けている間に離床が進まず、ADLが低下し、急性期から回復期に転院することになり、在宅復帰が遅くなるケースがあることが指摘されています。

　そこで今回（2024年度）の改定で、地域において救急患者などを受け入れる体制を整え、リハビリテーション、栄養管理、入退院支援、在宅復帰などの機能を包括的に担う病棟として、「**地域包括医療病棟入院料（1日につき3,050点）**」が新設されました。

▶ 手術やリハビリなどは出来高算定

　地域包括医療病棟入院料は、1日あたり3,050点と比較的高い点数が設定されていますが、地域包括ケア病棟入院料や回復期リハビリテーション病棟入院料と同様に、包括評価となっています。ただし、抗悪性腫瘍薬などの除外薬剤·注射薬、手術・麻酔、リハビリテーションなどは出来高で算定することができます。

▶ セラピスト、栄養士の配置が施設基準に

　次に施設基準における人員配置についてみていきます。看護職員配置は、急性期一般病棟入院料（2～6）と同じ10対1の配置となっています。ちなみに、平均在院日数も21日以内となっており、急性期一般病棟入院料と同じ基準です。

　また高齢者の救急搬送などによる入院患者は、医療資源投入量の少ない傾向にある誤嚥性肺炎や尿路感染といった疾患が多い傾向にあります。誤嚥性肺炎患者に対し早期にリハビリテーションを実施することは、死亡率の低下とADLの改善につながることが示されています。また入院時、一定割合の高齢患者は、低栄養リスク状態または低栄養であり、高齢入院患者の栄養状態不良と生命予後不良は関連がみられるとされています。そこで、地域包括医療病棟入院料の人員配置には、当該病棟に「**専従の常勤の理学療法士、作業療法士または言語聴覚士が2名以上**」や「**専任の常勤の管理栄養士が1名以上**」の配置が求められています。

急性期病棟、地域包括医療病棟及び地域包括ケア病棟の機能の比較（イメージ）

	急性期一般病棟入院料1	地域包括医療病棟	地域包括ケア病棟入院料2
看護配置	7対1以上	10対1以上	13対1以上
重症度、医療・看護必要度	•割合①：A3点以上またはC1点以上が20%以上 •割合②A2点以上またはC1点以上が27%以上	•患者割合[1]が15%以上[2] •入棟初日にB3点以上の患者割合が50%以上	•A1点以上またはC1点以上が8%以上[3]
在院日数	平均在院日数　16日以内	平均在院日数　21日以内	60日まで算定可能
リハビリ配置	－	PT、OTまたはST2名以上の配置、ADLに係る実績要件	PT、OTまたはST1名以上の配置
管理栄養士の病棟配置	－	常勤（専任）の1人以上	－
在宅復帰率	80%以上（地ケア、回リハ病棟等への退院を含む）	80%以上（回リハ病棟等への退院を含む）	72.5%以上（回リハ病棟等への退院を含まない）
一般病棟からの院内転棟患者割合	－	5%未満	65%未満
救急搬送患者割合	－	15%以上	3ヵ月9人以上

※1「A2点以上かつB3点以上」「A3点以上」「C1点以上」のいずれかに該当する患者割合
※2 必要度Ⅱの場合。必要度Ⅰの場合は16%以上。
※3 必要度Ⅱの場合。必要度Ⅰの場合は10%以上。

5-6
地域包括ケア病棟
3つの機能を有する病棟

地域包括ケア病棟は、「①急性期治療を経過した患者の受け入れ」「②在宅で療養を行っている患者などの受け入れ」「③在宅復帰支援」の3つの機能を有した病棟です。地域包括ケア病棟は疾患に関わらず入院できますが、原則60日間という日数制限があります。

▶ 3つの機能をバランスよく提供する病棟

地域包括ケア病棟は、急性期治療を経過した患者を受け入れる**ポストアキュート機能**、在宅で療養を行っている患者などを受け入れる**サブアキュート機能**、在宅復帰に向けた支援を行う**在宅復帰機能**の3つの機能をバランスよく提供することが求められている病棟です。そのため施設基準として、200床以上の病院については「自院の一般病棟から転棟した患者割合65%未満」が設けられ、未達の場合には15%の減算となります。また「自宅等から入院した患者の割合」や「在宅復帰率」なども盛り込まれており、3つの機能をバランスよく提供しないと、入院料の算定が難しくなっています。なお、今回（2024年度）の改定では在宅復帰率の対象患者や計算方法の見直しが行われました。

▶ 200床未満の地域包括ケア病棟は4種類

地域包括ケア病棟の入院料は、200床以上は2つ、200床未満は4つの基準に分かれます。これは、200床未満については「**地域包括ケアに関する実績** * 」による加算が設定されたためです。200床未満の場合、入院料1が1日2,838点（40日以内）、入院料4が1日2,102点（40日以内）となっています。

入院料1、2の主な要件（施設基準）としては、「**一定の病室面積の確保（患者1人あたり6.4m²以上）**」「**在宅への復帰支援（割合72.5%以上）**」などが定められています。そのほか、入院料1〜4で共通の要件として、「リハビリの実施（1日平均2単位 * 以上）」「一定の重症患者の受け入れ（割合10% * 以上）」などがあります。

＊**実績**：「自宅などからの入棟患者割合」「自宅などからの緊急患者の受け入れ」など。
＊**2単位**：40分以上のリハビリ（1単位＝20分以上）。
＊**10%**：重症度、医療・看護必要度Ⅰで評価した場合。Ⅱで評価した場合は8%以上。

▶ 入院日数40日以内とそれ以上で段階的に点数設定

　　地域包括ケア病棟への入院日数には上限があり、**原則60日間**と決められています。地域包括ケア病棟に入院した患者は、在宅復帰に向けたサポートを受けながら、60日以内での退院を目指します。また今回（2024年度）の改定では、入院期間に応じた入院料の評価に見直されました。具体的には、「40日以内の期間」と「41日以上の期間」の2区分の点数が設定され、医療資源の投入量が多いと想定される40日以内のほうが高い点数に設定されています。入院料1をみると、40日以内が2,838点、41日以上が2,690点と148点の差があります。

▶ 病室単位での届出も可能

　　また、地域包括ケア病棟は、病棟単位ではなく、「**病室**」単位で届け出ることも可能です。例えば、一般病棟を1つだけもつ病院で、一般病棟の一部の病室を、地域包括ケア病棟として届け出ることができます（正確には、地域包括ケア入院医療管理料と呼ぶ入院料を届け出ます）。このとき、点数や施設基準は、通常の地域包括ケア病棟と基本的に同じ内容です。

地域包括ケア病棟の入院料別の主な施設基準

項目	入院料1	管理料1	入院料2	管理料2	入院料3	管理料3	入院料4	管理料4
在宅復帰率[※1]	72.5%以上				70%以上 （未達は100分の90に減算）			
自院の一般病棟から転棟した患者割合[※1]	−	−	60%未満 （許可病床200床以上の場合） （未達は100分の85に減算）	−	−	−	60%未満 （許可病床200床以上の場合） （未達は100分の85に減算）	−
自宅等から入棟した患者割合[※1]	20%以上	20%以上 （10床未満は3月で8人以上）	① 20%以上		20%以上	20%以上 （10床未満は3月で8人以上）	① 20%以上	
自宅等からの緊急患者の受入	3月で9人以上	3月で9人以上	② 3月で9人以上		3月で9人以上	3月で9人以上	② 3月で9人以上	
在宅医療等の実績	2つ以上	2つ以上	③ 1つ以上		2つ以上	2つ以上	③ 1つ以上	

※ ☐で囲んだ項目①〜③のいずれか1つ以上を満たさない場合は100分の90に減
※1　短期滞在手術等基本料3を算定する患者及び短期滞在手術等基本料1の対象手術を実施した患者を対象から除く（2024年度改定）。

5-7
回復期リハビリテーション病棟
急性期後のリハビリを行う病棟

脳血管疾患や骨折の患者にリハビリテーションを提供する病棟として、「回復期リハビリテーション病棟」と呼ばれる病棟があります。回復期リハビリテーション病棟を届け出る上では、一定の施設基準を満たす必要があります。

▶ 脳血管疾患、股関節の骨折などが対象

一般病棟に入院し治療を終えても、身体機能が衰えて、すぐには退院できない場合があります。そのような患者に対して、理学療法士などが専門的なリハビリを提供する病棟が、「回復期リハビリテーション病棟」と呼ばれる病棟です。

回復期リハビリテーション病棟は、すべての患者が入院できるわけではなく、対象となる疾患が定められています。主に「脳血管疾患」「股関節部位の骨折」の患者が対象となります。脳血管疾患の場合は150日間、骨折の場合は90日間まで、回復期リハビリテーション病棟に入院することができます。また前回（2022年度）の改定で、対象となる疾患として、「急性心筋梗塞、狭心症の発作若しくはその他急性発症した心大血管疾患の発症後又は手術後の状態」が追加されました。

▶ 回復期リハビリテーション病棟は6種類から5種類へ

回復期リハビリテーション病棟は制度上2000年に創設されたもので、年々、届出を行う病院が増えています。現在、約1600の病院が回復期リハビリテーション病棟を運営しています（2022年7月1日現在＊）。

回復期リハビリテーション病棟の入院料は、前回（2022年度）の改定で入院料1〜5の5区分に再編されました。届出の要件が最も厳しいものが「入院料1」で、要件が易しいものが「入院料5」です。

最も点数の高い入院料1を届け出るためには、いくつかの要件を満たすことが必要です。例えば、「重症の患者の受け入れ（割合40％以上）」「休日リハビリテーションの実施」「自宅等への復帰支援（割合70％以上）」「管理栄養士の配置義務」な

＊…現在：中医協資料「主な施設基準の届出状況等について」（2023年7月5日）

どの要件があります。このような診療報酬上の一連の要件を「**施設基準**」と呼びます。病院にとっては、入院料1の施設基準を満たすことは容易ではありませんが、基準を満たすことでより高い点数（診療報酬）が得られるため、医療の質を高めようという動機付けが生まれます。なお、今回（2024年度）の改定でも、より質の高いアウトカムに基づいた回復期リハビリテーション医療を推進する観点から、施設基準の見直しが行われました。例えば、入院料1では入退院時の栄養状態の評価にGLIM基準が用いることが要件化されました。また社会福祉士の専従配置や口腔管理を行う体制整備、地域貢献活動への参加が望ましいなどが要件に盛り込まれました。

　一般病棟入院基本料とは異なり、回復期リハビリテーション病棟入院料は、検査や注射などの費用を含んだ点数となっています。

▶ 入院料1、3はFIM測定に関する研修実施が要件化

　前回の改定で「入院料5」については、**新規に届け出た場合の算定期限が2年間という上限**が設けられました。2年を超えて一番低い基準である「入院料5」に留まることは許されないという国からの厳しいメッセージともいえます。

　さらに今回の改定では、入院料1、3の要件に「**FIMの測定に関する研修を実施していること**」が追加されました。回復期リハビリテーション病棟ではアウトカム（成果）を重視した、より質の高いリハビリ提供が期待されているといえます。

回復期リハビリテーション病棟の対象患者	
回復期リハビリテーション対象疾患	回復期リハ病棟の入院上限期間
脳血管疾患、くも膜下出血のシャント手術後など	150日間
高次脳機能障害を伴う重症脳血管障害など	180日間
大腿骨、骨盤、股関節もしくは膝関節の骨折など	90日間
肺炎などの治療に伴う廃用症候群	90日間
膝関節などの神経、筋または靭帯損傷	60日間
股関節または膝関節の置換術後	90日間
急性心筋梗塞、狭心症の発作、その他急性発症した心大血管疾患の発症後など	90日間

療養病棟
長期入院が必要な患者の病棟

慢性的な疾患により、長期的な療養を必要とする患者が入院する病棟が「療養病棟」です。療養病棟の入院料は、すべての患者が一律に同じ点数ではなく、個々の患者の状態（医療や介助の必要性）に応じて点数が異なります。

▶ 療養病棟の対象患者＝医療区分2・3の患者

主に長期にわたって医療的な管理や処置を必要とする患者が入院する病棟が、「**療養病棟**」と呼ばれる病棟です。在宅や介護施設での療養生活が困難な患者が基本的に対象とされています。

療養病棟に入院するための判定基準として、「**医療区分**」と呼ばれる尺度が用いられます。医療区分は1〜3の3段階評価で、3が最も医療の必要性の高い患者、2は3に準じて医療の必要性が高い患者を表します。

今回（2024年度）の改定では、これまで3分類であった医療区分が、「疾患・状態に係る3つの医療区分」と「処置等に係る3つの医療区分」の9分類に細分化されました。その結果、これまで9分類であった療養病棟入院基本料は、「疾患・状態に係る3つの医療区分」、「処置等に係る3つの医療区分」および「3つのADL区分」に基づく27分類に、スモンに関する3分類を加えて、合計30分類の評価に見直されました。

▶ 医療区分2・3の患者割合によって区分

療養病棟の入院料は、「**療養病棟入院基本料1**」と「**療養病棟入院基本料2**」の2つに分かれています。看護職員配置は患者20人に対して看護職員1人と同じ基準ですが、療養病棟入院基本料1は、入院患者のうち医療区分2または3の患者が「80％以上」、また療養病棟入院基本料2は、同じく医療区分2または3の患者が「50％以上」いる病棟で届け出ることが可能です。

医療区分・ADL区分は毎日測定。区分が高い患者ほど高い点数

療養病棟入院基本料は、入院患者すべて一律の点数ではなく、**30分類**に点数が分かれています。例えば、療養病棟入院基本料1を届け出ている患者のうち、疾患・状態および処置等に係る医療区分3、かつADL区分3に該当する患者の場合、最も点数の高い入院料1の1,964点を算定することになります。

なお、ADL区分というのは、患者の日常生活動作（食事、トイレ、移動など）の程度を表す尺度です。ADL区分が高いほど自立度が低い（介助が必要な）患者となります。ADL区分および医療区分の高い患者ほど、身体的な介助や医療的な管理が必要な患者であるため、入院料も高く設定されています。

医療区分とADL区分は、患者一人ひとりについて毎日測定が行われます。仮に、入院中に区分が変更された場合、その日から入院料も変更されます。

療養病棟入院基本料1の概要

疾患・状態に係る医療区分	処置等に係る医療区分	ADL3	ADL2	ADL1
疾患・状態3	処置等3	入院料1 1,964点	入院料2 1,909点	入院料3 1,621点
	処置等2	入院料4 1,692点	入院料5 1,637点	入院料6 1,349点
	処置等1	入院料7 1,644点	入院料8 1,589点	入院料9 1,301点
疾患・状態2	処置等3	入院料10 1,831点	入院料11 1,776点	入院料12 1,488点
	処置等2	入院料13 1,455点	入院料14 1,427点	入院料15 1,273点
	処置等1	入院料16 1,371点	入院料17 1,343点	入院料18 1,189点
疾患・状態1	処置等3	入院料19 1,831点	入院料20 1,776点	入院料21 1,488点
	処置等2	入院料22 1,442点	入院料23 1,414点	入院料24 1,260点
	処置等1	入院料25 983点	入院料26 935点	入院料27 830点
スモンの患者		入院料28 1,831点	入院料29 1,776点	入院料30 1,488点

※入院料27については、1日につき2単位を超える疾患別リハビリテーション料は包括される（2024年度改定）
※表の点数は生活療養を受けない場合の点数。

5-9
その他様々な病棟
精神病棟、ハイケアユニットなど

これまで解説した病棟以外にも、様々な種類の病棟があります。高度な急性期治療を担う「ハイケアユニット」、精神疾患の患者を受け入れる「精神病棟」、結核の患者を診療する「結核病棟」などが診療報酬の中で定められています。

▶ 精神疾患の患者を受け持つ病棟

精神疾患の患者が入院する施設としては、「**精神病棟**」があります。精神病棟は、現在、全国に約33万床存在します。

精神病棟の入院料にはいくつかの種類があり、例えば、「**精神病棟入院基本料**」は、精神疾患の急性期的な患者を対象とした入院料です。また、「**認知症治療病棟入院料**」は、重度の認知症患者への治療を行う病棟に入院した患者に対して算定される入院料です。「**精神療養病棟入院料**」は、長期にわたって療養が必要な精神障害の患者が入院する病棟で算定されます。

▶ 高度な急性期医療を提供する病棟

急性期の患者を受け入れる一般病棟よりも、さらに集中的な医療を施す病棟（病室）として「**ハイケアユニット**」と呼ばれる施設があります。ハイケアユニットでは、一般病棟よりも多くの看護師が配置され、急性心不全・意識障害・大手術後などの患者の診療を行います。高度な急性期治療を行う治療室としては、ハイケアユニットのほか、特定集中治療室（ICU）や脳卒中ケアユニット（SCU）などがあります。

▶ 新生児や小児を対象とした病棟

また、新生児を対象とした集中治療室として「**新生児特定集中治療室（NICU）**」や、ハイリスク妊娠の妊婦を対象とした「**母体・胎児集中治療室（MFICU）**」などの施設もあります。また、「**小児入院医療管理料**」と呼ばれる入院料を届け出た病棟（治

療室）では、NICUでの治療後の新生児や、入院治療が必要な小児を受け入れます。なお、一般的には、生後4週未満を「**新生児**」、1歳未満を「**乳児**」、6歳未満を「**幼児**」、15歳未満を「**小児**」として区分されます。

▶ 感染症の患者を受け入れるための病棟

　感染症は、法律*により「**一類～五類の感染症**」「**新型インフルエンザ等感染症**」「**指定感染症**」及び「**新感染症**」に区分けされています。このうち一類感染症としては、エボラ出血熱、クリミア・コンゴ出血熱などが該当し、これらの患者は「**一類感染症患者入院医療管理料**」を届け出ている治療室で診療が行われます。

　また、二類感染症には、結核、ジフテリア、鳥インフルエンザなどが該当し、このうち、結核の患者が入院する病棟として「**結核病棟**」があります。そのほかの感染症については、一般病棟などで治療が行われます。

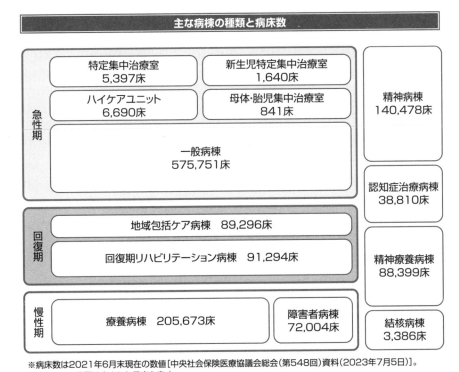

主な病棟の種類と病床数

急性期	特定集中治療室 5,397床	新生児特定集中治療室 1,640床	精神病棟 140,478床
	ハイケアユニット 6,690床	母体・胎児集中治療室 841床	
	一般病棟 575,751床		
回復期	地域包括ケア病棟　89,296床		認知症治療病棟 38,810床
	回復期リハビリテーション病棟　91,294床		精神療養病棟 88,399床
慢性期	療養病棟　205,673床	障害者病棟 72,004床	結核病棟 3,386床

※病床数は2021年6月末現在の数値［中央社会保険医療協議会総会（第548回）資料（2023年7月5日）］。
※病期ごとの分類は大まかな目安を表す。

＊**法律**：感染症の予防及び感染症の患者に対する医療に関する法律。

5-10
入院料の様々な加算
安全対策、感染防止など

　入院料には、様々な加算があり、各々の要件を満たした医療機関で算定することができます。医療機関にとっては、加算を取り忘れることがないよう、算定条件の細かな確認が必要です。

▶ 医療安全対策加算

　医療事故を未然に防ぎ、安全な医療を提供するための取り組みが近年、重要視されています。院内に医療安全管理部門を設置し、適切な情報収集・業務改善を行っている医療機関では、「**医療安全対策加算**」を取得することができます。

　同加算を取得している医療機関に入院した患者には、入院初日に85点（医療安全対策加算1の場合）が加算されます。患者にとっては、医療費の負担が増えますが、安全な医療を受けるための費用と捉えることができます。

▶ 感染対策向上加算

　平時からの感染症対策を評価するものとして、「**感染対策向上加算**」があります。この加算は、1～3の3区分に分かれており、加算1は710点と最も高くなっています。また、地域の医療機関などが連携して感染症対策の取り組みを推進する観点から、「**指導強化加算**」「**連携強化加算**」「**サーベイランス強化加算**」などがを感染対策向上加算と合わせて算定することができます。

▶ 救急医療管理加算

　医師が診察の結果、緊急に入院が必要と判断した重症患者については、「**救急医療管理加算**」が該当患者の入院料に加算されます。意識障害、呼吸不全、重篤な脱水などの患者の場合、「救急医療管理加算1（1,050点）」を入院初日から7日間まで加算します。また、これらの状態に準ずるような病状の患者の場合は、「救急医療管理加算2（420点）」が算定されます。

今回の改定では、直近6カ月間で救急医療管理加算2を算定する患者のうち、「その他の重症な状態」の割合が5割以上の場合については、点数が210点に減算されるなどの見直しが行われました。

▶ 医師事務作業補助体制加算

病院に勤務する医師の業務負担の軽減・効率化を目的として、医師の事務作業を補助する職員を一定数配置している病院では、「**医師事務作業補助体制加算**」を取得できます。なお、医師事務作業補助者の業務は、医師の指示のもとに行うカルテへの代行入力や診断書の作成補助などに限られ、診療報酬の請求業務や受付業務などはできない決まりです。前回に続き今回の改定でも医師の働き方改革を推進し、質の高い医療を提供する観点から、評価の充実とともに、加算1の要件に、医師事務作業補助者の勤務状況や補助可能な業務内容を定期的に評価することが望ましいことが追加されました。

▶ 認知症ケア加算

今後、高齢化の進展に伴い、認知症の患者が増えることが見込まれることから、看護師などが適切なケアを実施する医療機関を対象とした「**認知症ケア加算**」が設定されています。

主な入院料の加算	
加算	**概要**
医療安全対策加算	組織的な医療安全対策を実施
感染対策向上加算	感染制御チームによる院内感染防止を実施
救急医療管理加算	緊急に入院を必要とする重篤な患者に救急医療を実施
医師事務作業補助体制加算	医師の事務作業を補助する専従者を配置
総合入院体制加算	総合的かつ専門的な急性期医療を提供
療養環境加算	1病床あたり8平方メートル以上の病棟
診療録管理体制加算	診療録管理部門の設置など
栄養サポートチーム加算	栄養サポートチームによる栄養管理の実施
患者サポート体制充実加算	患者相談支援窓口の設置
せん妄ハイリスク患者ケア加算	入院早期のせん妄予防への取り組み
排尿自立支援加算	入院患者に対する包括的な排尿ケア

第5章まとめ

● 病床数が20床以上の医療機関を「病院」、20床未満の医療機関を「診療所（クリニック）」といいます。

● 医療機関に入院した際の診療報酬は、基本診療料の「入院料」と、特掲診療料の合計額となります。

● 医療機関には様々な種類の病棟があり、病棟の種類によって入院料が異なります。

● 病棟の種類には、急性期の患者が主に入院する「一般病棟」、高齢者の救急搬送などの受け入れを主とした「地域包括医療病棟入院料、急性期の治療後にリハビリテーションを行う「地域包括ケア病棟」「回復期リハビリテーション病棟」、長期の療養生活を必要とする慢性期的な患者のための「療養病棟」などがあります。

● 「急性期」「回復期」「慢性期」という区分を「病期」といい、各病棟はいずれかの病期におおむね対応しています。

● 一般病棟は、急性期的な患者を受け入れる病棟で、病棟の看護師の人数などに応じて入院料が異なります（7対1、10対1など）。

● 地域包括ケア病棟は、ポストアキュート、サブアキュート、在宅復帰支援の3つの機能をバランスよく提供することが求められる病棟です。入院期間は原則60日以内と決まっています。

● 回復期リハビリテーション病棟は、脳血管疾患や股関節部位の骨折などの患者に対して、機能回復を目的としてリハビリテーションを提供する病棟です。

● 療養病棟は、長期にわたって医療的な管理や処置を必要とする患者が入院する病棟です。患者の医療区分・ADL区分に応じて、入院料が変わります。

● そのほか、一般病棟よりも高度な急性期的治療を行う「ハイケアユニット」、精神疾患の患者を受け入れる「精神病棟」、新生児を対象とした「NICU」などの病棟（治療室）が、入院の診療報酬で定められています。

● 入院料には、医療安全対策加算などの様々な加算があります。

診療報酬の仕組み
～DPC/PDPS制度～

　本章では、2003 年度から開始された「入院医療費の定額

支払い制度（DPC/PDPS 制度）」について解説します。

　従来の診療報酬は、第 4 章、第 5 章で説明したように、患

者に行った医療行為に基づいて医療費が決まるという仕組み

でした。しかし、定額支払い制度の場合には、主に患者の「病

名」などに応じて医療費が決まります。

　なぜ定額支払い制度が導入されたのでしょうか。そして、

その制度はどのような仕組みで成り立っているのでしょうか。

本章では、これらの疑問を交えながら、定額支払い制度につ

いてわかりやすく説明していきます。

DPC/PDPS制度の概要
入院医療費の定額支払い制度

一部の病院の入院医療費には、「DPC/PDPS制度」と呼ばれる定額支払い制度が導入されています。DPC/PDPS制度では、患者が受けた医療行為ではなく、患者の病名などに基づいて入院の医療費が決まります。

▶ 全国の2割の病院はDPC病院

2003年度に、大学病院など一部の病院を対象として、「**入院医療費の定額支払い制度（DPC/PDPS**＊**制度）**」が開始されました。その後、DPC/PDPS制度に加入する病院（DPC病院）は年々増加し、今では全国の病院のおよそ2割（2023年6月1日時点見込みで1,786病院）がDPCに加入しています。

▶ DPC病院は、患者の病名に基づく定額支払い

通常、DPC/PDPS制度に加入していない病院における入院患者の医療費は、実施した検査や注射など個々の診療報酬を合算した、いわゆる「出来高支払い」が基本です。

一方、DPC病院の入院医療費は、患者の病名などに基づいた「**定額支払い方式**」となっています。例えば、肺炎で入院した患者の場合は「1日〇〇点」、胃がんのため入院した患者は「1日△△点」といった具合です。DPC/PDPS制度は、実施した検査や注射などの点数によらず、患者の病名などによって入院医療費が決まるという新たな仕組みです。

▶ DPC/PDPS制度は、急性期の病院が対象

病院がDPC/PDPS制度に加入するためには、いくつかの条件があります。

まず、DPC/PDPS制度は、**急性期医療**を対象とした制度であるため、一般病棟＊（一般病棟入院基本料の急性期一般入院基本料など）を届け出ている病院のみが加入することができます。

＊**DPC/PDPS**：Diagnosis Procedure Combination / Per-Diem Payment Systemの略。
＊**一般病棟**：特定機能病院入院基本料、専門病院入院基本料を含む。

そのほかの条件として、「診療録の適切な管理体制」「厚生労働省へのDPCデータの提出」などが求められます。

▶ DPC/PDPS制度を理解するための4つのポイント

DPC/PDPS制度はとても複雑な制度で、定額支払いの医療費の決まり方や、その範囲などについて細かなルールが定められています。以降の節では、次の4つのポイントに沿って順に説明していきます。

①**定額支払い制度が適用される範囲**
②**診断群分類（DPCコード）**
③**定額支払いの点数設定**
④**医療機関別係数**

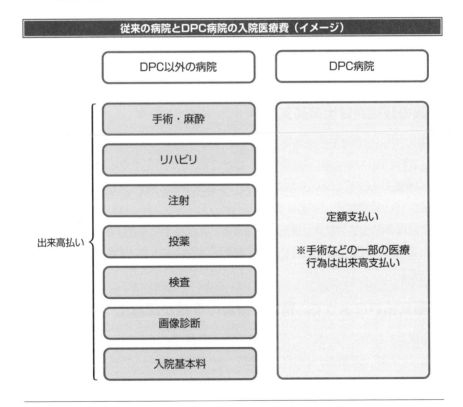

従来の病院とDPC病院の入院医療費（イメージ）

DPC以外の病院 | DPC病院

手術・麻酔
リハビリ
注射
投薬
検査
画像診断
入院基本料

出来高払い

定額支払い

※手術などの一部の医療
行為は出来高支払い

定額支払いの範囲
医師の技術料は出来高支払い

DPC/PDPS制度の医療費は、正確には「定額支払い部分」と「出来高支払い部分」に分かれています。手術など医師の技術料に相当する医療行為は、出来高による支払い、そのほかの医療行為は定額支払いとなっています。

▶ DPC病院の診療報酬＝定額部分＋出来高部分

DPC/PDPS制度は、いわゆる「**定額支払い制度**」と呼ばれるものですが、入院医療に関わるすべての医療行為が定額支払いの対象となっているわけではありません。医師の技術料に相当する部分は、従来と同様、出来高支払い扱いとなります。それ以外の注射や投薬、検査、入院基本料などが定額支払いの対象です。

そのため、DPC病院に入院した際の診療報酬は、**（定額支払いの点数）＋（出来高支払いの点数）の合計**となります。

▶ 医師の技術料は出来高支払い

DPC/PDPS制度で出来高支払いとなる医療行為は、具体的には「初診料」「手術・麻酔」「放射線治療」「病理診断」などです。これらの治療に関わる医療費は、DPC病院でもDPC以外の病院でも、同じ点数が患者に請求されます。また、上記のほか、医師が関わる一部の検査や、リハビリテーションなども出来高支払いです。

上記以外の注射や投薬、検査、画像診断、入院基本料などは基本的に定額支払いとなるため、実施した注射や投薬の種類・回数によらず、定額の医療費が請求されます。

▶ 定額支払いによって、請求や審査の業務が簡素化

定額支払い部分の点数は、患者の病名などに基づいて決まります。同じ病名の患者であれば、どの病院においても同様の治療を行う（同程度の医療資源がかかる）と考えられるため、DPC/PDPS制度では**病名ごとに定額の料金**を定めています。

正確には、5,000種類ほどの診断群分類（DPCコード）と呼ばれる分類表があり、その分類表をもとに、患者の定額部分の点数が決まります（詳しくは次節以降で解説します）。

　DPC/PDPS制度の利点として、定額支払いであるため、過剰な診療が防止できるという点があります。DPC/PDPS制度に加入していない病院では、検査や投薬の多寡に応じて医療費が変わりますが、DPC病院では定額のため、病院側は効率のよい医療が求められます。

　また、DPC/PDPS制度では、従来の出来高支払い請求と比較して、病院での医療費の計算手続きや、審査支払機関での審査業務などが簡素化されるというメリットもあります。

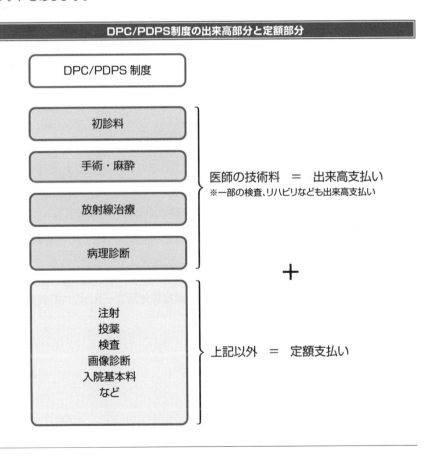

DPC/PDPS制度の出来高部分と定額部分

DPC/PDPS 制度

初診料

手術・麻酔

放射線治療

病理診断

医師の技術料　＝　出来高支払い
※一部の検査、リハビリなども出来高支払い

＋

注射
投薬
検査
画像診断
入院基本料
など

上記以外　＝　定額支払い

6-3
診断群分類（DPCコード）
定額支払いの分類表

DPC病院では、病名や重症度などに応じて、各患者に14桁のDPCコードが割り当てられます。患者は、該当するDPCコードによって、入院医療費（定額支払い部分）が決まります。

▶ 患者1人につき、1つのDPCコード

DPC/PDPS制度の定額支払い部分の点数は、「**診断群分類（DPCコード）**」と呼ばれる分類表に基づいて決まります。DPCコードは、2024年度改定時、3,248分類あります。患者の病名や重症度などに応じて、患者1人ひとりに、いずれか1つのDPCコードが当てはめられます。DPCコードごとに点数が設定されており、同じコードに該当する患者は、基本的に定額支払い点数が同じになります。

▶ 上6桁は、最も医療資源を投入した傷病名

DPCコードは、「14桁」の数字で表されるコードです。以下では、一例として「010060xx99x20x」というDPCコードを取り上げます。

14桁の数字のうち、先頭の6桁は、「**最も医療資源を投入した傷病名**」を表しています。2つ以上の疾患をもつ患者の場合には、医療資源（人・モノ）を最も投入した病名1つだけを選択する決まりです。

上記例の場合、最も医療資源を投入した傷病名は、神経系疾患（01）の「脳梗塞（0060）」となっています。なお、7桁目は**病態等分類コード**と呼ばれるもので、上記の例では特に規定はありません。

▶ 7桁目以降は、手術の有無、重症度などを表す

　続く8桁目は、**年齢・出生時体重等**です。上記の例では、特に規定はありません。
　9〜10桁目は**手術コード**を表しています。手術をしていない患者の場合、手術コードは「99」となります。
　続く11桁目と12桁目は、**手術・処置等コード**を表します。手術や処置の内容に応じたコードがつきます。
　13桁目は**副傷病コード**で、「最も医療資源を投入した傷病名」以外に規定された副傷病を罹患している場合、0以外のコードがつきます。
　最後に、14桁目は**重症度等コード**を表します。ここでは特に規定はありませんが、脳梗塞の場合、脳卒中の発症時期に応じたコードがつきます。例えばコードが「1」であれば、「発症8日目以降」であったことを表しています。

▶ 各患者のDPCコードは医師が決定する

　DPCコードの最終的な決定は、医師が行う決まりです。なお、診療情報管理士と呼ばれる専門職によって、コード選択作業の補助が行われます。

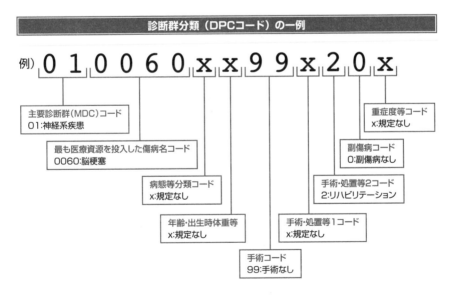

診断群分類（DPCコード）の一例

例）0 1 0 0 6 0 x x 9 9 x 2 0 x

主要診断群(MDC)コード
01:神経系疾患

最も医療資源を投入した傷病名コード
0060:脳梗塞

病態等分類コード
x:規定なし

年齢・出生時体重等
x:規定なし

手術コード
99:手術なし

手術・処置等1コード
x:規定なし

手術・処置等2コード
2:リハビリテーション

副傷病コード
0:副傷病なし

重症度等コード
x:規定なし

第6章　診療報酬の仕組み〜DPC／PDPS制度〜

6-4
定額支払い点数
入院期間で異なる点数

DPC/PDPS制度では、入院期間を I ～ III の3段階に分けています。入院初期の入院期間 I は、1日の定額支払い点数が高く、入院期間 II・III の段階に入ると、次第に点数が低くなる仕組みとなっています。

▶ 定額支払いの点数は、入院期間によって異なる

DPC病院に入院した患者は、手術など一部の医療行為を除いて入院医療費が「定額支払い」となること、そして、その定額支払い部分の医療費は、14桁の「診断群分類（DPCコード）」に基づいて決まることをここまで説明しました。本節では、定額支払い部分の点数設定について解説します。

DPC/PDPS制度の診療報酬は、入院期間を通じて毎日同じ点数ではなく、**入院日数によって点数が異なる**という特徴があります。具体的には「入院期間 I・II・III」という3つの区分ごとに異なる点数が設定されており、入院初期にあたる「入院期間 I」の点数が最も高くなっています。

▶ 点数設定は、入院期間「I」～「III」の3段階

DPCコードの1つ「010010xx9903xx」（脳腫瘍、手術なし）を一例として示します。このコードに該当する患者は、入院期間 I（初日～ 8日目まで）の間は、定額支払い点数として1日2,676点が請求されます。続く入院期間 II（9日目～16日目）になると、定額支払いの点数は入院期間 I よりもやや低くなり、1日1,898点となります。さらに、入院が16日間を超える場合、17日から60日目まで（入院期間 III）の点数は、1日1,613点となります。

このように、約3,000種類のDPCコード1つひとつについて、入院期間 I ～ III の各点数が定められています。いずれのDPCコードも入院初期の頃は1日の定額支払い点数が高く設定され、入院が長引くと次第に点数が低くなるよう設定されています。

▶ 入院期間Ⅱは全国の平均在院日数

　ちなみに、「入院期間Ⅱの最終日」は、全国のDPC病院の平均在院日数を示しています。先のDPCコード(010010xx9903xx)の場合、入院期間Ⅱの最終日は「16日」となっています。これは、「010010xx9903xx」に該当する患者全体の平均入院日数が16日ということを意味します。

　患者が入院期間Ⅱを過ぎてⅢに入ると、1日の定額支払い点数が大きく低下し、病院にとっては収入の減少が危惧されます。そのため、入院期間Ⅱの最終日までに、患者への一連の治療を完了させ、退院を図ることが1つの目安になります。

　また、入院期間Ⅲを超える場合には、これ以降の入院費用は定額支払いではなく、従来と同様の「出来高支払い」に切り替わります。

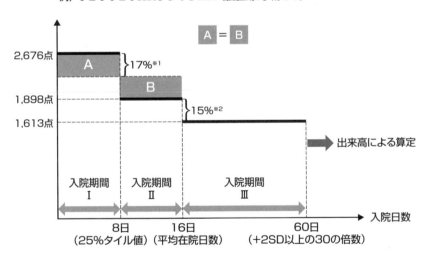

定額支払いの点数の一例

例) **010010xx9903xx** (脳腫瘍、手術なし)

※1 入院初期の医療資源投入量の多い疾患の場合などにより、点数設定が異なる。なお、今回(2024年度)の改定により、点数設定のパターンが、4種類から5種類に見直し
※2 または入院期間Ⅲの1日あたりの医療資源の平均投入量のうち、低いもの

第6章　診療報酬の仕組み〜DPC／PDPS制度〜

医療機関別係数①
基礎係数、機能評価係数Ⅰ

DPC/PDPS制度には、「医療機関別係数」という仕組みがあります。医療機関別係数は、各病院の診療機能や人員体制を示す指標で、医療機関別係数の高い病院では、入院患者の医療費（定額支払い点数）が高くなります。

▶ DPC/PDPS制度は、病院によって点数が異なる

DPC/PDPS制度では、14桁のDPCコードに応じて入院医療費が決まることを解説しました。実は、DPC/PDPS制度には、もう1つ大きな特徴があります。それは、**同じDPCコードに該当する患者であっても、入院する病院が異なると、定額支払いの点数が異なるという仕組み**です。

DPC病院には、病院ごとに「**医療機関別係数**」と呼ばれる割り増し率が設定されています。例えば、A病院の医療機関別係数が「1.25」の場合、A病院に入院した患者には、定額支払い点数を「1.25倍」した点数が請求されます。医療機関別係数は、各病院の機能や特性を表したもので、評価の高い病院では、医療機関別係数が高くなります。

医療機関別係数は、今回（2024年度）の改定で、これまでの4つの指標に「救急補正係数」が追加され、大きく5つの指標（「基礎係数」＋「機能評価係数Ⅰ」＋「機能評価係数Ⅱ」＋「救急補正係数」＋**「激変緩和係数***」）の合算値となっています。各指標は、病院の特性や機能を数値化したもので、より高い機能をもつ病院では、数値が高くなるよう設定されています。医療機関別係数は、例えるなら、病院の「通信簿」のようなものと理解するとわかりやすいでしょう。

▶ 基礎係数は、医療機関群で異なる

全国のDPC病院は、3つのカテゴリーに分類されています。①「**大学病院本院群**」、②「**DPC特定病院群**」、③「**DPC標準病院群（①②以外の病院）**」です。医療機関群ごとに異なる基礎係数が設定されています。

---

*　**激変緩和係数**：診療報酬改定などに伴う推計診療報酬変動率（出来高部分も含む）が±2％を超えないように補正する係数（診療報酬改定のない年度は0）。

　また今回（2024年度）の改定で、DPC標準病院群のうち、調査期間1月あたりのデータ数が90未満の場合の評価が新設されました。DPC標準病院群の基礎係数は「1.0451」に対し、データ数90未満の場合は「1.0063」と低い係数が設定されています。因みに、大学病院本院群は「1.1182」、DPC特定病院群は「1.0718」の基礎係数が設定されています。

▶ 機能評価係数Ⅰは、病院の人員体制などを評価

　機能評価係数Ⅰは、病院としての体制や人員配置などを評価した指標です。例えば、一般病棟で急性期一般入院料1を届け出ている病院では、機能評価係数Ⅰとして「0.1034」の係数がつきます。そのほか、医療安全対策加算や感染防止対策加算などの加算を届け出ている場合、所定の係数がプラスされます（もう1つの係数「機能評価係数Ⅱ」については次節で解説します）。

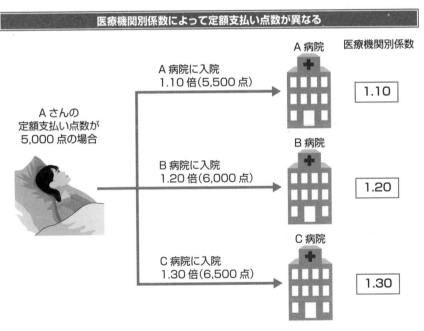

医療機関別係数によって定額支払い点数が異なる

Aさんの定額支払い点数が5,000点の場合

A病院に入院
1.10倍（5,500点）

A病院　医療機関別係数　1.10

B病院に入院
1.20倍（6,000点）

B病院　1.20

C病院に入院
1.30倍（6,500点）

C病院　1.30

※実際の医療費請求では、定額支払い点数のほか、手術などの出来高支払い点数が別途かかる。

6-6
医療機関別係数②
機能評価係数Ⅱ、救急補正係数

医療機関別係数の指標の1つ「機能評価係数Ⅱ」は、地域医療への貢献や、重症な患者の受け入れ、入院日数の短縮などDPC/PDPSへの参加による医療提供体制全体としての効率改善などへの取り組みを評価し、数値化した係数です。

▶ 機能評価係数Ⅱは、DPC病院が担うべき役割を評価

DPC/PDPS制度に加入している各病院には、各々の診療機能に応じて「医療機関別係数」が設定されています。医療機関別係数は、「基礎係数」「機能評価係数Ⅰ」「機能評価係数Ⅱ」「救急補正係数」「激変緩和係数」の5つを合算したもので、このうち「基礎係数」「機能評価係数Ⅰ」については前節で説明しました。

「**機能評価係数Ⅱ**」は、DPC/PDPSへの参加による医療提供体制全体としての効率改善などへの取り組みを評価した係数の1つです。今回の改定では、機能評価係数Ⅱは従来の6項目から4項目（「地域医療係数」「カバー率係数」「効率性指数」「複雑性指数」）に見直されました。具体的には、適切なデータ提出をしている病院を評価する「保険診療係数」が廃止され、「救急医療係数」が「**救急補正係数**」と名称が変わり、医療機関別係数の項目として位置付けられました。

▶ 救急・災害・感染症など、地域医療への貢献を評価

「**地域医療係数**」は、5疾病6事業などを含む医療提供体制における役割や実績などを評価した係数になります。この係数は体制評価指数と定量評価指数の2つで評価されます。また「**カバー率係数**＊」は様々な疾患に対応できる総合的な体制を評価したものになります。

＊**カバー率係数**：全DPCコードのうち、入院受け入れ実績のあるDPCコードの割合を評価したもの。

入院日数の短縮や、複雑な患者の受け入れを評価

　各DPC病院には、入院日数を短縮することに対するインセンティブが設定されています。機能評価係数Ⅱの項目の1つ「**効率性係数**」は、他の病院と比べて相対的に入院日数が短い病院を評価します。

　また、より多くの医療資源（人・モノ）を必要とする重症な患者を多数受け入れている病院に対しては、「**複雑性係数**」としてその役割を評価しています。

　以上の6つの項目には、それぞれ厳密な評価ルールが設けられており、そのルールに基づいて各病院の指数が決められています。そして6つの指数を合計した数値が機能評価係数Ⅱとして、各病院に割り当てられます。

機能評価係数Ⅱの内訳

指数	評価基準の概略
①地域医療係数	5疾病6事業などを含む医療提供体制における役割や実績などを評価
②効率性係数	各医療機関における在院日数短縮の努力を評価
③複雑性係数	各医療機関における患者構成の差を1入院あたり点数で評価
④カバー率係数	様々な疾患に対応できる総合的な体制について評価

> 上記①〜④の合計　＝　機能評価係数Ⅱ

第6章まとめ

● DPC/PDPS制度は、入院医療費の定額支払い制度です。

● DPC病院に入院した患者には、約3,000種類の診断群分類（DPCコード）の中から、該当するコードが割り当てられます。

● DPCコードは、14桁の数字で表され、患者の病名や主な手術・処置内容などによって決定されます。

● DPCコードごとに定額支払いの点数が設定されています。

● 定額支払いの点数は、入院期間（Ⅰ〜Ⅲ）によって異なり、入院が長引くほど点数が低くなる仕組みです。

● 一部、医師が関わる医療行為（手術・麻酔・放射線治療）やリハビリテーションの費用は、定額支払い部分から除外され、従来通りの出来高支払いとなります。

● DPC/PDPS制度では、各病院の診療機能や人員体制を評価した「医療機関別係数」と呼ばれる指標が設定されています。DPC病院に入院した患者には、その病院の医療機関別係数を掛けた定額支払い点数が請求されます。

● 医療機関別係数は、「基礎係数」「機能評価係数Ⅰ」「機能評価係数Ⅱ」「救急補正係数」「激変緩和係数」の5つの指標を合算したものです。

● 各DPC病院は、3つの医療機関群のいずれかに分類されており、属する医療機関群に応じて基礎係数が決まります。なお、DPC標準病院群は調査期間1月あたりのデータ数が90未満の場合と、そうでない場合の2区分で係数設定がされています。

● 機能評価係数Ⅰは、各DPC病院の人員体制などを数値化した指標です。

● 機能評価係数Ⅱは、DPC病院が担うべき役割として、地域医療への貢献や、重症な患者の受け入れ、入院日数の短縮などを評価して数値化した指標です。4つの項目に細分化されており、それらを合計した数値が機能評価係数Ⅱとなります。

第 7 章

診療報酬の算定例

　第4章～第6章では診療報酬の基本的な仕組みや構造を解説してきました。本章では、これまでの内容を踏まえて、実際の診療報酬の請求事例を見ていきます。

　第1節と第2節は、外来の事例を紹介しています。初診・再診の考え方や、医学管理料などの算定方法についてあらためて確認しましょう。

　第3節以降は、入院の事例になります。特に、第3節と第4節では、「出来高支払い」の場合と「定額支払い（DPC/PDPS）」の場合で算定方法の違いを比較しています。また、第5節と第6節では、回復期リハビリテーション病棟や療養病棟に入院した場合の算定事例を説明しています。

7-1

足首のねんざで受診
近隣の病院で外来受診

　診療報酬の算定ルールを理解するため、まずはわかりやすい事例として「足首のねんざ」のため受診した患者を例に取り上げます。画像診断料の点数が、撮影した枚数によって異なることに注意が必要です。

▶ 基本診療料は必ず算定

　足首をねんざして、近隣のA病院の外来を受診したケースを考えます。診療報酬の点数（金額）はいくらになるでしょうか。

　まず、外来を受診した際に必ずかかる基本診療料として「初診料」または「再診料」がかかります。このケースでは、継続して通院している患者ではなく、初めて来院した患者となるため、**初診料**（291点）が算定されます。

▶ 撮影枚数によって画像診断料は変わる

　患者の足首の骨に異常がないかどうか確認するため、レントゲン撮影が行われました。A病院は、デジタルによる撮影で、撮影1枚につき68点の「**撮影料**」がかかります（特殊撮影などを除く）。ただし、同一の部位を2枚以上撮影した場合、2～5枚目は点数が半分、6枚目以降は費用がかからない決まりです。

　また、撮影した画像を医師が判断する「**診断料**」としては、頭部・胸部・腹部・脊椎の場合は85点、そのほかの部位は43点が算定されます。上記のケースでは足首のため、診断料は43点です。なお、同一部位について2枚以上の写真を診断する場合、2枚目以降は点数が半分となります。

　今回のケースでは、足首周辺のレントゲン撮影を4枚行いました。この場合の点数は以下のようになります。

　＜撮影料＞68点×1枚＋68点×0.5×3枚＝170点
　＜診断料＞43点×1枚＋43点×0.5×3枚＝108点（小数点以下四捨五入）

ガーゼなどの費用は処置料に含まれている

　骨に異常がないことを確認したあと、足首をテーピングで固定する処置が行われました。処置料として「**絆創膏固定術（500点）**」を算定します。なお、このとき使用された包帯やガーゼの代金は、上記の処置料に含まれているため、費用はかかりません。

　最後に、医師から湿布が処方されました。A病院は、院内処方ではなく、「院外処方」のため、患者は医師から「処方箋」を発行してもらい、後ほど薬局で薬を受け取ります。湿布の代金は、別途、薬局で支払うことになるため、A病院に対して患者が支払う投薬料は、**処方箋料**（60点）のみとなります。

　以上、このケースでは、診療報酬は合計1,186点（11,860円）となりました。患者が窓口負担3割に該当する年齢であれば、窓口で支払う自己負担は3,558円です。残りの医療費は保険者が医療機関に対して支払います。

足首をねんざした患者の診療報酬算定例

●初診料 ……………………………………………………291点
●処置料 ……………………………………………………500点
　（絆創膏固定術　500点）
●画像診断料 ……………………………………………335点
　（撮影料※単純撮影・デジタル　170点）
　（診断料※単純撮影　108点）
　（電子画像管理加算　57点）
●投薬料 ……………………………………………………60点
　（処方箋料　60点）

計1,186点

生活習慣病で定期的に通院
再診料、生活習慣病管理料の算定

高血圧症や糖尿病などの生活習慣病にかかる患者は、推定4,000万人以上といわれています。生活習慣病の治療のため医療機関を受診し、医師による服薬などの管理を受けている場合、「生活習慣病管理料」がかかります。

▶ 現代人の多くが抱える「生活習慣病」

偏った食生活や運動不足などによって発症リスクが高まる病気を、総称して「生活習慣病」といいます。具体的な生活習慣病としては、「糖尿病」「高血圧症」「脂質異常症」などがあり、これらは自覚症状がほとんどないため、そのまま放置すると重大な病気を引き起こす危険性があります。

以下では、生活習慣病のためB病院（病床数150床）に通院治療している患者の診療報酬の一例を見ていきます。

▶ 生活習慣病の通院治療には、医学管理料がかかる

今回のケースでは、基本診療料として「**再診料（75点）**」を算定します。加えて、栄養、運動、休養、喫煙、飲酒及び服薬などの生活習慣に関する総合的な治療管理を行い、患者に対して療養計画書により丁寧な説明を行った場合は、「**生活習慣病管理料**」が再診料に加わります。

今回（2024年度）の改定で生活習慣病管理料は大きく見直されました。具体的には、算定要件にある療養計画書を簡素化や、1月1回以上の総合的な治療管理の要件の廃止などが挙げられます。そのうえで、検査などが出来高で算定できる生活習慣病管理料Ⅱが新設されました（詳細は1-8）。今回のケースでは、新設された生活習慣病管理料Ⅱ（333点）を算定する場合を見ていきます。

検査内容に応じて検査料は異なる

　血液検査を行った場合、その項目に応じて所定の点数がかかります。今回のケースでは、**血液学的検査**として「末梢血液一般＊」「ヘモグロビンA1c」を行ったため、70点を算定します。また、**生化学的検査**＊としては「グルコース」「クレアチニン」など10項目以上を実施しました。検査項目数が10項目以上の場合、一律103点を算定する決まりです。

　別途、医師による検査結果の判断料として、「**血液学的検査判断（125点）**」「**生化学的検査判断料（144点）**」を算定します。そのほか、「**血液採取料（40点）**」、検査の精度管理などを行っている場合は「**検体検査管理加算（40点）**」が算定されます。以上により、今回のケースの診療報酬は、合計990点となります。

生活習慣病の患者の診療報酬算定例

- 再診料 ……………………………………………………………… 75点
  （再診料　75点）
- 医学管理料 ………………………………………………………333点
  （生活習慣病管理料Ⅱ　333点）
- 検査料 ……………………………………………………………522点
  （血液学的検査（末梢血液一般、HbA1c）　70点）
  （生化学的検査（Ⅰ）10項目以上　103点）
  （血液学的検査判断料　125点）
  （生化学的検査（Ⅰ）判断料　144点）
  （血液採取　40点）
  （検体検査管理加算（Ⅰ）　40点）
- 投薬料 ……………………………………………………………… 60点
  （処方箋料　60点）

計990点

＊**末梢血液一般**：赤血球数、白血球数、血色素測定、ヘマトクリット値（Ht）、血小板数。

＊**生化学的検査**：生化学的検査にはⅠとⅡがあり、上記の例はⅠ。

股関節の骨折で入院①
DPC以外の病院に入院

入院治療を受けた場合、入院した日数に応じて入院料が算定されます。入院料の点数は、病棟の種類によって異なり、「急性期一般入院料1」を届け出ている病棟では、1日1,688点がかかります。

▶ 高齢者は骨が弱く骨折しやすい

高齢になると骨が弱くなり、ちょっとした転倒などで股関節部位（脚の付け根）などを骨折してしまうことがあります。

以下では、股関節部位の骨折（股関節大腿近位骨折）の治療のため、C病院の一般病棟に20日間入院し、治療を受けた事例を見ていきます。

▶ 入院料は、基本的に入院日数に応じて算定

入院すると必ずかかる診療報酬が「**入院料**」です。入院料は、病棟の種類によって異なることを第4章で解説しました。今回のケースでは、一般病棟の中で最も多くの看護師を配置している「急性期一般入院料1」を届け出ている病棟に入院した場合を考えます。

急性期一般入院料1では1日1,688点が算定されます。加えて、初期加算として、入院初日から14日目までは「450点」、15～30日目は「192点」が加わります。また、C病院では、看護師の補助業務を行う補助者が配置されており、その人数に応じた加算も加わります（今回のケースでは、「**急性期看護補助体制加算25対1（240点）**」を算定）。そのほか別途、一定の要件を満たす入院体制を整えている場合、**医療安全対策加算**や**感染対策向上加算**などの加算が加わります。20日間の入院で、合計44,287点の入院料になります。

▶ 食事代の一部は保険より支給

　入院料のほか、実施した手術や検査、注射など所定の点数が算定されます。

　また、診療報酬の枠組みとは別に、食事代として「**食事療養費670円**」がかかります。食事代の一部は保険から給付され、患者の自己負担は一部で済みます。また、一定の広さの食堂がある場合、「**食堂加算**」が加わります。

　今回のケースでは、総額108,395点（108万3,950円）の診療報酬と、33,060円の食事療養費がかかります。入院医療費は、外来と比べて高額となってきます。

骨折治療の診療報酬算定例

● 入院料 …………………………………………………… 43,738点
　（急性期一般入院料1　1,688点×18日）
　（初期加算　450点×14日 ＋ 192点×4日）
　（急性期看護補助体制加算25対1　240点×14日）
　（医療安全対策加算　85点）
　（感染対策向上加算1　710点）
　（医師事務作業補助体制加算2(50対1)) ………………395点
　（その他の加算）…………………………………………1,736点
● 初診料 ……………………………………………………291点
● 投薬料 ……………………………………………………228点
● 注射料 ……………………………………………………566点
● 手術・麻酔料 ……………………………………………43,342点
　（骨折観血的手術（大腿）　42,441点）
　（閉鎖循環式全身麻酔　901点）
● 検査料 …………………………………………………4,086点
● 画像診断料 ………………………………………………994点
● リハビリテーション料 ………………………………15,150点

計108,395点
＋

● 食事療養費 ……………………………………………33,060円
　（670円×48食 ＋ 食堂加算 50円×18日）

第7章　診療報酬の算定例

7-4

股関節の骨折で入院②
DPC病院に入院

DPC病院に入院した場合、注射や検査、画像診断などの費用は、基本的に包括支払い点数に含まれます。包括支払い点数は、患者に割り当てられる14桁のDPCコードと、入院期間に応じて決まります。

▶ DPC病院に入院した際の医療費はどうなる？

前節では、DPC/PDPS制度に加入していない「出来高支払いの病院」に入院した場合の診療報酬の算定例を紹介しました。本節では、包括支払いとなる「DPC病院」の入院医療費の具体例を見ていきます。比較のため、前節と同様に、股関節部位の骨折のため18日間入院した患者を想定します。手術や検査などまったく同じ医療を受けた場合でも、出来高支払いの病院とDPC病院では若干医療費が異なってきます。

▶ DPCコードによって包括支払い点数が決まる

DPC病院に入院した場合、病名や治療内容をもとに14桁の「診断群分類（DPCコード）」が患者に割り当てられます。

今回のケースでは股関節大腿近位骨折で入院し手術を行ったため、「160800xx01xxxx」のDPCコードが該当します。当該コードの包括支払い点数は、入院期間I（16日目まで）が1日2,587点、入院期間II（17 ～ 32日目）が1日1,775点と定まっています。

また、入院した病院の「医療機関別係数」が1.2500と仮定すると、20日間の入院の総包括支払い点数は、（2,587点×16日＋1,775点×4日）×1.2500＝60,615点となります。

手術などは出来高での支払い

　DPC病院では、注射や画像診断などの費用は包括支払い点数に含まれ、手術など一部の医療行為は出来高支払いとなります。今回のケースでは、**手術および麻酔料**として43,342点、**検査料**（動脈血採取）60点＊、**リハビリテーション料**15,150点が出来高支払いの扱いとなります。

　包括支払いと出来高支払いを合わせた診療報酬の総額は、112,615点（112万6,150円）となりました。前節の事例と比較すると、やや高い金額となりました。

　DPC病院に入院した際の医療費は、医療機関別係数や入院期間などによって変わり、医療機関別係数が高い病院（人員体制などが手厚い病院）では医療費も高くなります。

　なお、食事代については、前節と同じ内容のため、金額は同じです。

DPC病院の診療報酬算定例（前節と同じ患者）

- DPC包括支払い ………………………………………………… 60,615点
  ＜160800xx01xxxx＞
  股関節大腿近位骨折(人工骨頭挿入術)
  (入院期間Ⅰ　2,587点×16日＝41,392点)
  (入院期間Ⅱ　1,775点×4日＝7,100点)
  計(41,392点+7,100点)×1.2500＝60,615点

- 手術・麻酔料 …………………………………………………… 43,342点
  (骨折観血的手術(大腿)　42,441点)
  (閉鎖循環式全身麻酔　901点)
- 検査料 …………………………………………………………………… 60点
  (動脈血採取　60点)
- リハビリテーション料 ……………………………………… 15,150点

計112,615点
＋

- 食事療養費 ……………………………………………………… 33,060円
  (670円×48食　＋　食堂加算 50円×18日)

＊ …点：検査料は、一部医師の実施する医療行為以外は包括支払い。

リハビリテーション病院に入院
股関節大腿近位骨折、脳梗塞など

高齢者は、骨折などによって身体機能が衰え、寝たきりとなってしまう場合があります。寝たきりを防ぐため、治療後に「回復期リハビリテーション病棟」へと転院し、集中的なリハビリテーション治療を受けることができます。

▶ 回復期リハビリテーション病院でリハビリ治療

前節で取り上げた「股関節部位の骨折」や、「脳梗塞」の患者などは、急性期の治療後、身体機能を回復させるため引き続き「リハビリテーション病院（病棟）」に転院し、集中的なリハビリテーション治療を受ける必要があります。以下では、骨折の治療後、「**回復期リハビリテーション病棟**」に40日間入院した際の診療報酬事例を見ます。

▶ 検査料や画像診断料などはかからない

回復期リハビリテーション病棟では、入院中の検査や画像診断、投薬などの費用は入院料に含まれているという考え方のため、それらの費用は基本的に患者に請求されません。そのため、回復期リハビリテーション病棟の診療報酬は、「**リハビリテーション料**」と「**入院料**」が主となります。

▶ リハビリテーション20分＝1単位

骨折で入院した患者に、リハビリテーション治療が実施された場合、「**運動器リハビリテーション料**」が算定されます。運動器リハビリテーション料は、理学療法士などの人員体制、機能訓練室の広さ、医師の要件などに応じてⅠ～Ⅲのランクがあります。最もセラピストの人員配置が手厚い体制が「Ⅰ」です。

運動器リハビリテーション料Ⅰの診療報酬は、「1単位185点」と定められています。1単位というのは、リハビリテーションを20分以上提供したことを表します。リハビリテーションを40分実施した場合は「2単位」、1時間実施した場合は「3

単位」となります。

　今回のケースでは、40日間の入院中に計221単位のリハビリテーションが行われました。この場合、リハビリテーション料の総額は41,185点となります（**リハビリテーション総合計画評価料**＊を含む）。なお、今回の改定で医療と介護のリハビリ連携を強化する観点から、疾患別リハビリテーションを算定する患者が他の事業所などでのリハビリテーションの提供に移行する場合、移行先の事業所等に対してリハビリテーション実施計画書を提供することが算定要件として盛り込まれました。一方で、これまでのリハビリテーション計画提供料は廃止されました。

▶ 回復期リハビリテーション病棟のランクは5つ

　回復期リハビリテーション病棟も1～5のランクが存在します。「看護師などの配置人数」「重症患者の割合」「実績指数」などについて一定の基準を満たしている病棟では、最も評価の高い「1」を取得できます。回復期リハビリテーション病棟1の入院料は1日2,229点です。今回（2024年度）の改定において、回復期リハビリテーション病棟の入院料の施設基準も大きく見直されました。具体的には「入退院時の栄養状態をGLIM基準で評価（入院料1）」「社会福祉士の専従配置（入院料1・2）」「地域貢献活動への参加（入院料1・2）」「FIM測定の院内研修（入院料1・3）」などが施設基準として盛り込まれました。

回復期リハビリテーション病棟の診療報酬算定例

1単位 = 20分以上のリハビリテーション

●リハビリテーション料 ……………………………………………… 41,185点
　（運動器リハビリテーション料I　185点×221単位）
　（リハビリテーション総合計画評価料1　300点）
●入院料 …………………………………………………………… 89,160点
　（回復期リハビリテーション病棟1　2,229点×40日）

──────────────────────────────

計130,345点
＋

●食事療養費 ……………………………………………………… 81,060円
　（670円×118食　＋　食堂加算 50円×40日）

＊ …評価料：医師などがリハビリテーション総合実施計画を作成した場合に算定。

7-6

療養病棟に長期入院
人工透析治療を必要とする例

療養病棟には、長期の入院生活を必要とする患者が主に入院します。末期の腎不全の患者なども入院し、医療機関で人工透析治療を受けながら療養生活を送ります。また、療養病棟では居住費の負担が患者に発生します。

▶ 長期の療養生活を必要とする患者が入院

長期に及ぶ療養生活を必要とする患者が、「**療養病棟**」に入院した場合の診療報酬の算定事例を解説します。以下では、人工透析治療を必要とする患者が、療養病棟に200日間入院した場合を想定します。

▶ 腎臓の機能を代替する「人工腎臓」

体の中の「腎臓」と呼ばれる器官は、血液中の老廃物や余分な水分を排出する役割を担っています。その腎臓が病気（腎不全）になると、血液中に有害な物質がたまり、様々な症状が出てきます。

腎臓の役割を代替する医療機器として、「**人工腎臓**」があります。腎不全の患者の多くは、人工腎臓によって血液をろ過する治療を受けます。通常、週に3日間行い、1回につき4時間程度かかります。

人工腎臓の診療報酬は、透析用監視装置の台数や、その台数に対する患者数の割合などにより、主に3つの区分に分けられています。また前回（2022年度）の改定で、HIF-PH阻害薬は院内処方を原則とする旨が追加されました。4時間未満の場合は1,796点〜1,876点、4〜5時間は1,951点〜2,036点、5時間以上は2,081点〜2,171点と定まっています。また、透析で使用する水質を適切に管理している場合、**透析液水質確保加算**として10点が加算されます。そのほか、人工腎臓で使用する医療材料（ダイアライザーなど）の費用が別途かかります。

療養病棟入院基本料はA～Iの9段階

療養病棟の入院料は、今回（2024年度）の改定で、患者の「疾患・状態」および「処置等」による2つの医療区分と、「ADL区分」に基づく27区分に、スモンに関する3区分の合計30区分の評価（入院料1～30）に見直されたことを第5章で解説しました。例えば、「疾患・状態に係る医療区分3」「処置等に係る医療区分3」「ADL区分2」に該当する場合、療養病棟入院料2を算定します。入院中に医療区分・ADL区分が変わった場合は、それに合わせて入院基本料も1日ごとに変更されます。今回のケースでは、「療養病棟入院料1-6」を170日間、「療養病棟入院料1-3」を30日間算定しています。

また、設備が一定の基準を満たす療養病棟の場合は、「**療養病棟療養環境加算**」が入院料に加算されます。また、人工透析治療を行っている患者が療養病棟に入院している場合、「**慢性維持透析管理加算**」を算定します。

療養病棟では居住費負担が発生

65歳以上の患者が療養病棟など＊に入院した場合、食事代のほかに、**居住費**（1日398円）がかかります。医療区分によって患者の自己負担額がこれまで異なりましたが、2018年度から居住費の自己負担は370円に統一されています。

療養病棟の診療報酬算定例（65歳以上の患者）

●処置料 ……………………………………………… 175,096点
　（人工腎臓(4時間未満)　1,876※1点×86回)
　（透析液水質確保加算　10点×86回)
　（ダイアライザー　150点×86回)
●入院料 ……………………………………………… 324,360点
　（療養病棟入院料1-6　1,349点×170日)
　（療養病棟入院料1-3　1,621点×30日)
　（療養病棟療養環境加算　132点×200日)
　（慢性維持透析管理加算　100点×200日))

計499,456点
＋
●生活療養費 ……………………………………………… 430,000円
　（食費584円×600食　＋　居住費398円×200日)

※1 慢性維持透析を行った場合1

＊ …など：医療法上の病床区分の1つである「療養病床」を届け出ている病棟。療養病床では、診療報酬上、療養病棟のほかに回復期リハビリテーション病棟や地域包括ケア病棟などの入院料を算定することが可能。

第7章まとめ

● 医療機関の外来を受診した場合、「初診料」か「再診料」が必ずかかります。

● 医師が、生活習慣病を患う患者に対し、服薬・運動・栄養などの管理を行った場合、「生活習慣病管理料」が算定されます。

● DPC病院と、DPC以外の病院では、診療報酬の算定方式が大きく異なります。

● DPC以外の病院の一般病棟では、入院初日から30日目までの間、入院基本料に加えて「初期加算」がかかります。

● DPC病院に入院した場合の入院料（包括支払い点数）は、患者のDPCコードに応じて決まります。例えば、「160800xx01xxxx（股関節大腿近位骨折）」に該当する場合、入院期間Ⅰの点数は1日2,587点です。

● 包括支払い点数に、「医療機関別係数」を掛けた金額が、最終的な包括支払い点数になります。

● 骨折や脳梗塞の患者は、一般病棟を退院後、必要に応じて「回復期リハビリテーション病棟」に移り、集中的なリハビリテーション治療を受けます。

● 回復期リハビリテーション病棟では、検査や画像診断などの費用が入院料に包括されています。

● リハビリテーション料は種類によって点数が異なります。運動器リハビリテーション料Ⅰ」の場合、1単位185点です（1単位＝20分）。

● 療養病棟の入院料は、「疾患・状態」および「処置等」による2つの医療区分と「ADL区分」などにより、30の入院料に区分されています。入院中に、医療区分あるいはADL区分などが変わった場合、その日から入院料も変更されます。

● 療養病棟に入院する65歳以上の患者は、2018年度から居住費の自己負担が一律370円になっています（難病の患者を除く）。

第 **8** 章

在宅医療の診療報酬

　近年は、病院や施設ではなく、住み慣れた自宅での療養生活を望む人が増えています。患者の自宅などで行われる医療のことを「在宅医療」と呼びます。

　本章では、在宅医療にはどのような種類があるのか、また、その診療報酬の点数やルールについて解説します。

　在宅医療の診療報酬は、近年、徐々に複雑化してきており、在宅医療を提供する医療機関の種類や、在宅医療を受ける患者の状況、訪問診療の回数や人数によって、点数が細分化されています。

　また、看護職員が患者の自宅などを訪問する「訪問看護」の診療報酬についても第6節で説明します。

在宅療養支援診療所／病院
24時間体制で在宅医療を提供

病院や介護施設ではなく自宅などで療養生活を送る患者が今後増えていくと見込まれることから、24時間在宅医療に対応する医療機関として「在宅療養支援診療所（在宅療養支援病院）」の普及を国は目指しています。

▶ 在宅療養支援診療所（病院）は全体のおよそ1割

24時間体制で在宅医療に対応している医療機関を「**在宅療養支援診療所（病院の場合は在宅療養支援病院）**」といいます。「在宅医療」とは、自宅などで療養生活を送る患者に対して、医師などが訪問し医療を提供することです。

在宅療養支援診療所／病院として届け出ている医療機関は年々増加しており、現在、在宅療養支援診療所は15,264施設、在宅療養支援病院は1,694施設あります（2022年7月1日現在）。医療機関全体の1割程度が、在宅療養支援診療所／病院を届け出ているのが現状です。

▶ 届出には、「24時間往診可能な体制」が必要

在宅療養支援診療所／病院として届け出るためには、いくつかの要件を満たす必要があります。主な要件としては、「24時間往診が可能な体制」「24時間訪問看護が可能な体制」「緊急時に在宅患者が入院できる病床の確保」などがあります。基本的には、在宅で療養生活を過ごす患者の病態が急変した際に、いつでも対応可能な体制を確保することが求められます。

なお、病院が在宅療養支援病院を届け出る場合、病床数が200床未満の病院（または半径4km以内に診療所がない病院）に限られます。大規模病院ではなく、中小規模の病院が在宅療養支援を担うことを国が期待しているためです。

また、在宅療養支援診療所／病院を届け出ている医療機関では、従来の医療機関と比べて往診料など在宅医療に関する診療報酬の点数が高く設定されています。

▶ 緊急往診10件以上などで「機能強化型」に格上げ

　在宅療養支援診療所／病院には、**「機能強化型」**と呼ばれる1つ上のランクが存在します。在宅療養支援診療所（15,264施設）のうち、機能強化型の在宅療養支援診療所を届け出ている診療所は3,874施設あります。また、在宅療養支援病院（1,694施設）のうち、機能強化型のものは721施設あります（2022年7月1日現在）。

　機能強化型を届け出るためには、通常型の在宅療養支援診療所／病院の要件に加えて、一定の実績（1年間の緊急往診10件以上、看取り4件以上など）があることが要件です。機能強化型を届け出た場合、診療報酬上の評価がさらに高くなります。また在宅療養支援病院では、緊急往診10件以上に代えて、**「後方ベッドの確保及び緊急の入院患者の受入実績」**または**「地域包括ケア病棟入院料・入院医療管理料1・3の届出」**により要件を満たすことができます。

　なお、機能強化型を複数の医療機関で連携して届け出ることも可能です。

在宅療養支援診療所／病院の主な要件

<在宅療養支援診療所／病院>　11,390診療所、973病院

- □ 24時間往診が可能な体制の確保
- □ 24時間訪問看護が可能な体制の確保
- □ 緊急時に在宅患者が入院できる病床の確保
- □ 病院の場合、200床未満または半径4km以内に診療所がない病院

<機能強化型の在宅療養支援診療所／病院>　3,874診療所、721病院

上記の要件に加えて、以下の要件を満たすこと
- □ 在宅医療を担当する常勤医師3名以上
- □ 過去1年間の緊急往診10件以上または「後方ベッドの確保及び緊急の入院患者の受入実績が1年間で31件以上」または「地域包括ケア病棟入院料・入院医療管理料1・3の届出」
- □ 過去1年間の看取り4件以上※1

　複数の医療機関（10施設未満）で連携し、要件を満たすことも可能。
　ただし、各医療機関の緊急往診実績4件以上、看取り2件以上※1。

※1 看取りでなく、15歳未満の超重症児・準超重症児に対する在宅医療の実績も可。
※ 医療機関の数は2022年7月1日時点。

8-2
在宅医療の診療報酬例①
往診（緊急的な訪問）

　ここからは、在宅医療の診療報酬について、事例を交えて解説していきます。在宅医療は、医師が患者の自宅を緊急で訪問する「往診」と、定期的な診療のために訪問する「訪問診療」の2種類があります。

▶ 在宅医療は基本的に出来高算定

　在宅医療の診療報酬は、基本的には外来医療と同様の仕組みです。基本診療料（初診料・再診料）に加えて、実施した医療行為に即した特掲診療料（注射料・処置料など）がかかります。

　ただし、外来医療と異なる点として、「往診料」や「訪問診療料」など在宅医療に関する診療報酬がかかります。以下では、事例をもとに在宅医療の診療報酬を解説していきます。

▶ 在宅医療は「往診」と「訪問診療」の二種類

　まず、在宅医療には大きく分けて「往診」と「訪問診療」の2種類があります。
　往診とは、「突発的な病状変化の診療のため、患者の自宅などに緊急的に訪問すること」をいいます。一方、訪問診療は、「通院が困難な方に対して、診察のために定期的に訪問を行うこと」をいいます。緊急的な訪問（往診）か、それとも定期的な訪問（訪問診療）かによって、診療報酬が大きく異なるため、この2つの区分をおさえておくことが重要です。

▶ 往診を受けた場合、「往診料」がかかる

　事例として、在宅で療養中の患者が急に発熱し、主治医である在宅療養支援診療所（機能強化型ではない）の医師が、外来の診察時間中に緊急で往診を行ったケースを考えます。

　まず、外来医療と同様、基本診療料として「**再診料（75点）**」が算定されます。また、薬（処方箋）を交付してもらうと、投薬料として「**処方箋料（60点）**」が算定されます。

　加えて、在宅医療の診療報酬として「**往診料（720点）**」がかかります。今回のケースでは、外来の診察時間中に緊急で対応したため「**緊急往診加算（650点）**」が加算されます。

　なお、緊急往診加算は今回（2024年度）の改定で見直されました。これまでは在宅療養支援診療所などの「医療機関の機能」により点数差が設けられていましたが、今回はさらに、「その他の場合」の区分が設けられました。「その他の場合」とは、「往診を行う医療機関が訪問診療を行っている患者」など4つの対象患者*に該当しない場合をいいます。該当しない患者の場合は、325点と他の区分と比べると低い点数に設定されています。またこれは、休日や深夜に往診した場合に算定できる夜間・休日往診加算や深夜往診加算も同様です。

看護師や薬剤師による訪問も行われる

　医師による訪問以外に、必要に応じて看護師や薬剤師が訪問した場合には、「**在宅患者訪問看護・指導料**」などの費用が別途かかります。

在宅医療（往診）の診療報酬算定例

<往診>
突発的な病状変化の診療のため緊急的に訪問

- ●再診料 …………………………………………… 75点
  （再診料　75点）
- ●在宅医療料 …………………………………… 1,370点
  （往診料　720点）
  （緊急往診加算　650点）
- ●投薬料 …………………………………………… 60点
  （処方箋料　60点）

計1,505点
＋
（注射料、検査料、処置料などの費用）

---

*4つの対象患者：①往診を行う医療機関において訪問診療を行っている患者、②往診を行う医療機関と事前に往診に関する連携体制を構築している他の医療機関において訪問診療を行っている患者、③往診を行う保険医療機関の外来において継続的に診療を受けている患者、④往診を行う医療機関と平時からの連携体制を構築している介護保険施設等に入所している患者

8-3

在宅医療の診療報酬例②
訪問診療（定期的な訪問）

訪問診療では、「在宅患者訪問診療料」「在宅時／施設入居時等医学総合管理料」と呼ばれる2つの診療報酬を基本的に算定します。これらの診療報酬には、再診料ならびに投薬料の点数が含まれていることに注意する必要があります。

▶ 訪問診療の診療報酬は主に2つ

前節の「往診（緊急的な訪問）」に続いて、本節では、「**訪問診療（定期的な訪問）**」のケースを見ていきます。

訪問診療の主な診療報酬としては、「**在宅患者訪問診療料**」と「**在宅時／施設入居時等医学総合管理料**」の2つがあります。在宅患者訪問診療料は、その名の通り、患者の自宅などを医師が訪れて診療を行った場合に算定されます。

医学総合管理料は、月1回以上の訪問診療を提供している患者に対して、在宅療養計画を作成し、総合的な医学管理を行った場合に算定されます。

▶ 訪問場所や訪問人数によって点数が異なる

「在宅患者訪問診療料」ならびに「在宅時／施設入居時等医学総合管理料」の点数は、訪問する場所（自宅、有料老人ホームなど）や訪問人数によって異なるのが特徴です。例えば、在宅患者訪問診療料の点数は通常1回888点ですが、同じ建物に住む患者2人以上に対して、同じ日に訪問診療を行った場合は患者1人につき213点となります。今回（2024年度）の改定では、在宅療養支援診療所（病院）について、過去3月の患者（一部の状態を除く）1人あたりの訪問診療の回数が平均で12回を超えた場合の減算規定＊が設けられました。

訪問診療は、「患者の自宅への訪問診療」の場合と「施設＊への訪問診療」の場合で点数が異なります。自宅への訪問の場合は「**在宅時医学総合管理料**」、施設への訪問の場合は「**施設入居時等医学総合管理料**」が算定されます。（詳しくは次節で解説します）。

＊**減算規定**：在宅患者訪問診療料（Ⅰ）1の場合、その直後の直近1月に限り、同一患者に5回以上訪問診療を実施した際の5回目以降の点数が50％減算。
＊**施設**：養護老人ホーム、軽費老人ホーム、特別養護老人ホーム、有料老人ホーム、サービス付き高齢者向け住宅、認知症グループホーム。

▶ 再診料は、訪問診療料の点数に含まれている

　一例として、自宅で療養生活を送る患者が、在宅療養支援診療所の医師から月1回訪問診療を受けた場合、診療報酬としては「**在宅患者訪問診療料（1回888点）**」と「**在宅時医学総合管理料（2,285点）**」が算定されます。なお、往診とは異なり、再診料は在宅患者訪問診療料に含まれているため算定しません。検査や注射などを行った場合はその費用が別途かかりますが、投薬料（処方箋料含む）および処置料の一部などは在宅時医学総合管理料の点数に含まれているという扱いです。

　上記と同様の診療所が月1回、有料老人ホームに居住する患者複数人（10人以上19人以下）に対し、同一日に訪問診療が行われた場合、「**在宅患者訪問診療料（1回213点）**」と「**施設入居時等医学総合管理料（665点）**」が算定されます。

在宅医療（訪問診療）の診療報酬算定例

＜自宅への訪問診療＞ 月1回

●在宅医療料 ……………………………………………………3,173点
　（在宅患者訪問診療料　888点）
　（在宅時医学総合管理料　2,285点）

計3,173点

＜有料老人ホームへの訪問診療＞ 月1回

●在宅医療料 ……………………………………………………878点
　（在宅患者訪問診療料　213点）※1
　（施設入居時等医学総合管理料　665点）※2

計878点

※1 同じ建物に住む他の患者に、同じ日に訪問診療をした場合の点数。
※2 訪問診療を提供している患者が同じ建物に10人以上19人以下いる場合の点数。

8-4

在宅時／施設入居時等医学総合管理料
5つの項目に応じて点数が定められている

「在宅時医学総合管理料」「施設入居時等医学総合管理料」の点数は、訪問診療を受ける患者の状態や人数、在宅療養支援診療所／病院の届出の有無などに応じて、細かく点数が定められています。

▶ 同じ建物内の患者の人数によって、点数が異なる

前節で触れた「在宅時医学総合管理料」「施設入居時等医学総合管理料」について、もう少し詳しく解説していきます。在宅時／施設入居時等医学総合管理料は、主に以下の5つの項目に応じて点数が細かく分かれています。なお、今回（2024年度）の改定で、④同じ建物内の訪問診療患者数の人数の区分が、これまでの3区分（「1人」「2〜9人」「それ以外」）に「10〜19人」「20〜49人」の区分が加わり、5区分に細分化されました。

①在宅療養支援診療所／病院の届出の有無
②患者の状態（重症患者への該当の有無）
③1か月の訪問回数（1回もしくは2回以上）
④同じ建物内の訪問診療患者の人数
⑤情報通信機器を用いた診療の有無

一例として、「機能強化型の在宅療養支援診療所（病床なし）」の医師が、有料老人ホームに入居している患者に対し、訪問診療を「月1回」行っている場合（情報通信機器を用いた診療なし）を考えます。

上記の診療所が訪問診療を提供している患者が、同じ有料老人ホーム内に1人だけの場合、施設入居時等医学総合管理料の点数は「1,785点」となります。仮に、訪問診療を提供している患者が有料老人ホーム内に50人以上いる場合には、患者1人の点数は「525点」、患者が2〜9人の場合は「975点」になります。同じ施設内に訪問診療を受ける患者が多くいるほど、点数が下がる仕組みになっています。

▶ 末期のがん患者への訪問診療は手厚い点数

　次に、「月2回」の訪問診療を行っている場合を考えます。患者が**「重症患者＊」**に該当する場合は、以下の表のようにその他の患者より高い点数が設定されています。同じ施設内に患者が1人だけの場合は「3,585点」、2〜9人の場合「2,955点」、50人以上の場合「1,935点」です。重症患者というのは、「末期の悪性腫瘍の患者・在宅血液透析を実施している患者・酸素療法を実施している患者」などです。

　在宅時医学総合管理料についても、施設入居時等医学総合管理料と同様の仕組みですが、点数はやや高めとなっています。

施設入居時等医学総合管理料の点数（一部抜粋）

施設	患者の状態／訪問回数	情報通信機器の利用の有無	単一建物の診療患者数				
			1人	2〜9人	10〜19人	20〜49人	50人以上
機能強化型の在宅療養支援診療所／病院(病床なし)	重症患者（月2回以上訪問）	−	3,585点	2,955点	2,625点	2,205点	1,935点
	その他（月2回以上訪問）	無	2,885点	1,535点	1,085点	970点	825点
		有：うち1回以上	2,054点	1,160点	805点	720点	611点
	その他（月1回訪問）	無	1,785点	975点	705点	615点	525点
		有：2月に1回に限り	1020点	573点	395点	344点	292点
在宅療養支援診療所／病院	重症患者（月2回以上訪問）	−	3,285点	2,685点	2,385点	2,010点	1,765点
	その他（月2回以上訪問）	無	2,585点	1,385点	985点	875点	745点
		有：うち1回以上	1,894点	1,090点	765点	679点	578点
	その他（月1回訪問）	無	1,625点	905点	665点	570点	490点
		有：2月に1回に限り	940点	538点	375点	321点	275点
上記以外	重症患者（月2回以上訪問）	−	2435点	2,010点	1,785点	1,500点	1,315点
	その他（月2回以上訪問）	無	1,935点	1,010点	735点	655点	555点
		有：うち1回以上	1,534点	895点	645点	573点	487点
	その他（月1回訪問）	無	1,265点	710点	545点	455点	395点
		有：2月に1回に限り	760点	440点	315点	264点	225点

＊**重症患者**：厚生労働省が定める状態をいい、特掲診療科の施設基準等別表第8の2に掲げる疾患・状態。

在宅療養指導管理料
自己注射、酸素療法など

インスリン注射など一部の医療行為は、医師による指導・管理のもと、患者が自ら行うことができます。在宅自己注射のほか、在宅酸素療法や在宅血液透析などがあり、各々、医師の指導を受けた際に指導管理料がかかります。

▶ 患者が自宅で行う医療行為を、指導・管理

在宅医療には、患者が医師から適切な指導を受けることによって、患者自身で行うことのできる医療行為があります。

例えば、糖尿病を患う患者は、血糖値を下げるために、食事前などに定期的なインスリン注射を必要とする場合があります。そのため、患者は医師からインスリン注射を行う方法や注意点などを指導してもらうことで、患者自身でインスリン注射を行うことができます。

上記のように、在宅で療養生活を送る患者に対して、医師が適切な医療行為の指導・管理を行った際には、診療報酬として「**在宅療養指導管理料**」を算定します。在宅療養指導管理料には、いくつか種類があり、自己注射のほか酸素療法や自己導尿などがあります。

▶ 在宅自己注射指導管理料

上記で例示したインスリン注射などの**自己注射**の方法や注意点を、医師が患者に指導・管理した際には、「**在宅自己注射指導管理料**」を算定します。

患者が自己注射できる注射薬は、「頻回の投与や緊急の投与が必要なもので、外来に通院して投与し続けることは困難と考えられるもの」として、国が認めた注射薬のみに限定されています。インスリン製剤のほか、ヒト成長ホルモン剤、インターフェロンベータ製剤など数十種類が、自己注射が可能なものとして認められています。なお、注入器や注射針が必要な場合、別途それらの費用がかかります。

在宅酸素療法指導管理料

肺の機能が衰え、十分な酸素を体内に取り込むことができなくなった患者に、治療の1つとして「**在宅酸素療法**」を行う場合があります。在宅酸素療法は、酸素供給機を用いて酸素を吸入することで肺の負担を減らし、社会復帰を目指すことができます。在宅酸素療法に関する指導・管理が行われた際には、「**在宅酸素療法指導管理料**」が算定されます。

そのほかの在宅療養指導管理料

そのほか、睡眠時無呼吸症候群の患者を対象とした「**在宅持続陽圧呼吸療法指導管理料**」や「**在宅血液透析指導管理料**」などがあります。

在宅療養指導管理料の一例

在宅療養指導管理料	概要
在宅自己注射指導管理料	患者が在宅でインスリン製剤などを自己注射することができるよう指導・管理を実施
在宅酸素療法指導管理料	慢性呼吸不全例や肺高血圧症の患者などに対し、在宅で患者自らが酸素吸入を実施できるよう指導・管理を実施
在宅持続陽圧呼吸療法指導管理料	睡眠時無呼吸症候群の患者が、在宅で呼吸療法を実施できるよう指導・管理を実施
在宅寝たきり患者処置指導管理料	寝たきりの状態にある患者が、自ら（または家族など）が在宅で創傷処置を実施できるよう指導・管理を実施
在宅妊娠糖尿病患者指導管理料	妊娠中の糖尿病患者に対し、適切な療養指導を実施
在宅血液透析指導管理料	腎不全の患者が在宅において血液透析療法を実施できるよう指導・管理を実施
在宅中心静脈栄養法指導管理料	中心静脈栄養法が必要な患者が、在宅で自ら実施できるよう指導
在宅自己導尿指導管理料	自然排尿が困難な患者が、在宅で自己導尿を行えるよう指導・管理を実施

第8章 在宅医療の診療報酬

8-6

そのほかの在宅医療
訪問看護、薬剤指導など

在宅医療では、医師以外に、看護師や薬剤師、管理栄養士などによる訪問も行われます。それぞれ医師の指示に基づき、医療的な処置や服薬状況の確認、栄養管理などが行われます。

▶ 医師の指示のもと、看護師などが訪問

前節までは、医師が、患者の自宅などを訪れて診察や医学的な管理を行った場合の診療報酬を説明してきました。本節では、医師以外の医療職が在宅を訪問する場合の診療報酬について解説します。

看護師や**薬剤師**、**管理栄養士**などが、医師の指示に基づき必要に応じて患者の自宅などを訪問します。

▶ 訪問看護は、「医療機関」「ステーション」の2通り

看護職員が、医師からの指示を受けて患者の自宅などを訪問することを「**訪問看護**」といいます。訪問看護には、「**医療機関の看護師**」が訪問する場合と、「**訪問看護ステーション**」から看護師が訪問する場合の2通りがあります。訪問看護ステーションは、医療機関とは異なる事業体で、看護職員2.5人以上（パート含む）などの基準を満たすことで設立できます。

医療機関の看護師が患者の自宅を訪問する場合、診療報酬の「**在宅患者訪問看護・指導料**」が算定されます。通常は週3日まで訪問することができ、1日580点が算定されます。また、医療機関からのより手厚い訪問看護提供体制を評価する観点から、一定の実績を満たす場合について**訪問看護・指導体制充実加算**150点を月1回に限り算定できます。他方、訪問看護ステーションから看護師などが訪問する場合は、上記の在宅患者訪問看護・指導料に相当する「**訪問看護基本療養費Ⅰ**」が算定されるほか、「**訪問看護管理療養費**」と呼ばれる費用がかかります。

なお、同じ日に同じ建物内の患者3人以上を訪問する場合は、1人あたりの点数

が上記よりも低くなります。また、末期の悪性腫瘍など「**厚生労働大臣が定める疾病等***」に該当する患者の場合は、週4日以上の訪問が可能です。

▶ 訪問薬剤管理指導、訪問栄養食事指導

　薬剤師が訪問し、医師が発行した処方箋をもとに薬を処方するほか、服薬状況の確認や指導などを行った場合、「**在宅患者訪問薬剤管理指導料**」が算定されます。また、管理栄養士が訪問して、献立の作成や栄養管理を行った場合には「**在宅患者訪問栄養食事指導料**」が算定されます。

▶ 在宅医療は介護保険が優先される

　在宅医療の診療報酬を算定する際の注意点として、介護保険の適用者（要介護・要支援の認定を受けている人）の場合、医療保険ではなく**介護保険が優先**されます。例えば、要介護認定者が訪問看護を利用する場合は、介護保険の訪問看護に則りサービスの提供と費用の算定が行われます*。

第8章 在宅医療の診療報酬

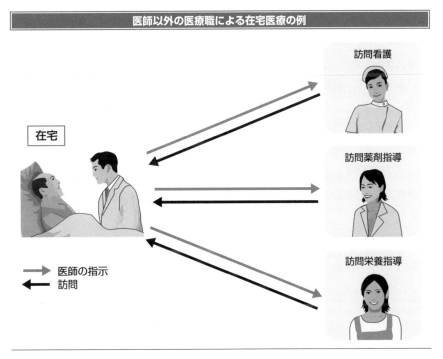

医師以外の医療職による在宅医療の例

在宅

訪問看護

訪問薬剤指導

訪問栄養指導

→ 医師の指示
← 訪問

＊**疾病等**：末期の悪性腫瘍、多発性硬化症、重症筋無力症、スモン、筋萎縮性側索硬化症、脊髄小脳変性症、ハンチントン病、進行性筋ジストロフィー症、パーキンソン病関連疾患など。

＊**…行われます**：末期の悪性腫瘍など厚生労働大臣が定める疾病等に該当する患者の場合、医療保険が適用。

第8章まとめ

● 24時間体制で在宅医療に対応している医療機関を「在宅療養支援診療所」あるいは「在宅療養支援病院」といいます。

● 在宅療養支援診療所／病院を届け出ている医療機関では、そのほかの医療機関と比べて、在宅医療の診療報酬が高めに評価されます。

● 在宅医療には、「往診（緊急的な訪問）」と、「訪問診療（定期的な訪問）」の2種類があります。

● 往診した場合、「往診料」がかかります。往診する時間帯によって、別途加算が付加されます。

● 訪問診療をした場合、「訪問診療料」と「在宅時／施設入居時等医学総合管理料」がかかります。

● 患者の自宅への訪問の場合は「在宅時医学総合管理料」、有料老人ホームなどの施設への訪問の場合は「施設入居時等医学総合管理料」を算定します。

● 医学総合管理料は、在宅療養支援診療所／病院の届出の有無や、重症患者への該当によって、点数が細かく規定されています。

● インスリン注射などを患者自身で行えるよう、医師が指導・管理を行った場合、「在宅療養指導管理料」を算定します。

● 在宅療養指導管理料には、在宅自己注射のほか、在宅酸素療法や在宅血液透析などがあります。

● 医師による往診・訪問診療以外に、訪問看護や訪問薬剤指導などの在宅医療があります。

● 訪問看護については、「医療機関から看護師などが訪問する場合」と、「訪問看護ステーションから訪問する場合」の2通りがあります。

診療報酬と施設基準

医療機関が診療報酬を請求するためには、「施設基準」と呼ばれる基準を満たさなければいけない場合があります。

本章では、施設基準とはどのような基準で、施設基準にはどのような種類があるのかを事例を交えながら解説します。

例えば、入院料の１つ「急性期一般入院料１」を算定するためには、平均在院日数などいくつかの施設基準を満たさなければいけません。第２節～第４節で、その施設基準の一例を紹介します。

また、施設基準を満たしている医療機関では、事前に、施設基準の届出を行うことが必要となります。届出関係については第５節で解説します。

9-1

算定要件と施設基準
診療報酬の算定には両方満たすことが必要

診療報酬を算定するためには、「算定要件」と「施設基準」を満たすことが必要です。算定要件は「医療行為に関する基準」、施設基準は「医療機関の人員体制や設備に関する基準」を意味します。

▶ 算定要件のほかに、「施設基準」がある

これまで第4章〜第8章では、診療報酬の基本的な仕組みとして、「診療報酬には、どのような種類があるのか」、「各々の診療報酬を算定するための要件（算定要件）はどのようなものか」といったことを中心に説明してきました。

本章では、診療報酬におけるもう1つの重要な仕組み「**施設基準**」について解説していきます。診療報酬の多くは、「算定要件」のほかに「施設基準」を満たした医療機関でないと算定できない決まりとなっています。

▶ 医療機関は、施設基準を地方厚生局に届け出る

医学管理料の1つ「**糖尿病合併症管理料**」を例に挙げます。

糖尿病合併症管理料の算定要件は、「医師（または医師の指示に基づき看護師）が、糖尿病足病変に関する指導が必要な患者に指導を行った場合」に算定するものとされています。仮に、この算定要件の通りに患者に指導を行っている医療機関であっても、別途以下の施設基準を満たしていなければ、糖尿病合併症管理料を算定することはできません。

- 糖尿病治療及び糖尿病足病変の診療に従事した経験を5年以上有する専任の常勤医師1名以上が配置されている（非常勤医師2名以上の組み合わせでも可）
- 糖尿病足病変患者の看護に従事した経験を5年以上有する専任の看護師1名以上（適切な研修を修了した者）が配置されている

上記の施設基準を満たしている医療機関では、地方厚生局[*]に施設基準の届出

---

[*]**地方厚生局**：厚生労働省の出先機関。衛生・福祉分野の指導監査や許認可の事務を担う。

を行います。そして、届出が受理された医療機関で糖尿病合併症管理料の算定を行うことができます。

▶ 施設基準は、人員体制や設備などに関する基準

　上記の例のように、診療報酬の多くには、算定要件のほかに施設基準が定められています。施設基準というのは、主に医療機関内の人員体制や構造・設備などについて定めた基準です。

　診療報酬を算定するためには、「**①施設基準を満たす体制を整える**」「**②施設基準を地方厚生局に届け出る**」「**③算定要件のとおり患者に医療を提供する**」というプロセスが必要となります。

　一口に施設基準といっても、診療報酬の種類によってその内容は様々です。次節以降では、施設基準の主な例を紹介していきます。

算定要件と施設基準の例

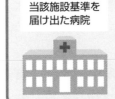

当該施設基準を
届け出た病院

算定要件

例）糖尿病合併症管理料
医師が糖尿病足病変に関する指導が必要と認めた患者に対して、医師または医師の指示に基づき看護師が指導を行った場合に 170 点を算定（月 1 回）。

施設基準

例）糖尿病合併症管理料
・医療機関内に糖尿病治療及び糖尿病足病変の診療に従事した経験を 5 年以上有する専任の常勤医師が 1 名以上配置されていること（非常勤医師 2 名以上の組み合わせでも可）。
・医療機関内に糖尿病足病変患者の看護に従事した経験を 5 年以上有する専任の看護師であって、糖尿病足病変の指導に係る適切な研修を修了した者が 1 名以上配置されていること。

9-2
平均在院日数
患者の平均的な入院日数

一般病棟入院基本料などには施設基準の1つとして「平均在院日数」が設定されています。一般病棟の急性期一般入院料1を届け出る場合、平均在院日数が「16日以内」であることが必要です。

▶ 病棟によって、平均在院日数に上限

施設基準の1つに、「**平均在院日数**」と呼ばれる基準があります。平均在院日数は、入院した患者の平均的な入院日数を表します。算定する入院料によって、平均在院日数に上限が定められており、その上限を超える医療機関では、ある特定の病棟を届け出できない（入院料を算定できない）決まりです。

▶ 急性期一般入院料1の施設基準は「16日以内」

5-4で解説した「一般病棟」には、施設基準の1つとして平均在院日数に上限が定められています。

一般病棟は、主に急性期的な患者が入院する病棟で、看護職員の人数や重症度、医療・看護必要度などに応じて「急性期一般入院基本料」には1〜6が、「地域一般入院基本料」には1〜3の種類があることを説明しました。例えば、急性期一般入院料1を届け出ている病棟の場合、平均在院日数は「16日以内」であることが求められます。同様に、急性期一般入院料2〜6の場合は「21日以内」、地域一般入院料1・2の場合は「24日以内」、地域一般入院料3の場合は「60日以内」という基準です。

上記の基準を満たしていない医療機関では、各入院基本料を届け出ることができません。また、仮に急性期一般入院料1を届け出た医療機関が、途中から平均在院日数が16日を超えてしまった場合*、急性期一般入院料1の届出を取り下げなくてはいけません。届出の取り下げによって、医療機関から患者に請求する入院料が変わることになります。その結果、医療機関は、収入が減少し、経営的に大きな

---

*…場合：平均在院日数の要件については、3か月を超えない期間の1割以内の一時的な変動であれば、届出の変更は不要。

影響を受ける可能性もあります。

▶ 平均在院日数は3カ月間の患者数で計算

　平均在院日数の計算方法は、3か月間の「在院患者延日数」を、「（新入棟患者数と新退棟患者数）の平均」で割ったものです。

　在院患者延日数とは、毎日24時現在に病棟に入院中の患者の合計入院日数のことです。例えば、4月～6月（91日間）に毎日40人の患者が入院している病棟では、在院患者延日数が40人×91日＝3640日となります。

　新入棟患者数ならびに新退棟患者数というのは、病棟に新たに入院した患者、あるいは退院した患者の人数です。平均在院日数の計算では、3か月間の平均値を用います。例えば、上記の病棟の4月～6月の3か月間の新入棟患者数が220人、新退棟患者数が210人であった場合、その平均は215人です。この病棟の平均在院日数を計算すると、3640日÷215人≒16.9日＝17日（小数点以下は切り上げ）となります。

平均在院日数の計算式と一般病棟の基準

$$\text{平均在院日数} = \frac{\text{在院患者延日数}}{(\text{新入棟患者数} + \text{退棟患者数})/2}$$

一般病棟の種別	平均在院日数の基準
急性期一般入院料1	16日以内
急性期一般入院料2～6	21日以内
地域一般入院料1～2	24日以内
地域一般入院料3	60日以内

9-3
看護配置
1日に必要な看護職員数

病棟には、施設基準として最低限必要な看護職員数が定められています。急性期一般入院料1の場合、患者7人に対して看護職員1人以上の配置が必要です。また、看護の勤務体制は、日勤・準夜・深夜の3交代制が標準とされています。

▶ 病棟の重要な施設基準「看護配置」

入院料の重要な施設基準の1つに、「**看護配置**」があります。例えば、一般病棟の「急性期一般入院料1」を届け出ている病棟の場合、患者7人に対して看護職員1人以上を配置することが求められます。同様に、「急性期一般入院料2〜6」の場合は患者10人に対して看護職員1人以上の配置が必要です。

以下では、1日の平均患者数40人の急性期一般入院料2を届け出ている病棟を例に、看護配置の考え方を解説していきます。

▶ 看護配置は「3交代制」を基本として考える

看護配置は、「**3交代制**」を標準として考えます。3交代制というのは、「**日勤帯**」「**準夜帯**」「**深夜帯**」という3つの時間帯に分かれた勤務体制のことです。1勤務あたり8時間が基本となります。例えば、朝9時〜夕方17時までが日勤帯、17時〜深夜1時が準夜帯、1時〜9時が深夜帯といった具合です。時間帯の設定は各医療機関に任されていますが、準夜・深夜の時間には22時〜5時を含めることが原則です。

さて、上記の急性期一般入院料2の病棟では、看護職員を、日勤帯に9人、準夜帯に2人、深夜帯に2人配置しているとします。このとき、1日あたりの看護職員数は13人（9人＋2人＋2人）と数えます。

▶ 患者数40人の急性期一般入院料2の算定病棟で必要な看護職員は12人

　一方、施設基準上、必要な看護職員数は次のように計算します。まず、1日の平均入院患者数40人に対して、10対1の比率で看護師を配置する必要があります（40÷10＝4人）。4人の配置を3交代で行うため、4人×3＝12人。よって、1日に必要な看護職員数は12人になります。

　なお、必要な看護職員12人を、日勤8人、準夜2人、深夜2人といった配置で時間帯に応じて振り分けることができます。ただし、準夜および深夜帯は、最低2人以上＊の配置が求められます。

▶ 「勤務人数」≧「必要な人数」となることが必要

　以上から、今回のケースの病棟では、必要な1日あたりの看護職員12人に対して、実際には13人を配置しているため、「施設基準を満たしている」ことになります。なお、実際の計算では、1か月間の総勤務時間をもとに1日あたりの平均職員数の計算が行われます。

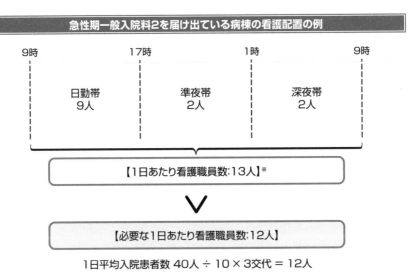

＊…以上：療養病棟の準夜・深夜は、看護師1人と看護補助者1人で可。

9-4

重症度、医療・看護必要度
急性期的な医療の必要性を評価

急性期的な患者であるかどうかを評価する指標として、「重症度、医療・看護必要度」があります。患者1人ひとりについて毎日指標を測定し、ある一定の基準に該当する患者が21%*以上いることが、急性期一般入院料2の病棟の要件とされています。

▶ 看護必要度 ＝ 急性期的な医療の必要度合い

一般病棟の急性期一般入院基本料などには、「**重症度、医療・看護必要度**（以下、**看護必要度と呼ぶ**）」という施設基準が別途設定されています。看護必要度は、入院患者の急性期的な医療の必要度合いを表した指標です。2018年の改定で、看護必要度は、**従来の看護職員が直接評価する看護必要度Ⅰ**のほかに、**診療実績データから評価を行う看護必要度Ⅱ**が導入されました。これは看護業務の削減や、より正確なデータを取得することが狙いとなります。

▶ 看護必要度Ⅱを要件とする対象病院の拡大

看護必要度は、大きく「A項目」「B項目」「C項目」の3つで構成されています。A項目は医療行為に関する指標で、「創傷処置」や「呼吸ケア」など8種類の指標について評価が行われます。B項目は患者の日常生活動作に関する指標で、「食事の摂取が可能か」など7種類の指標で評価を行います。C項目は手術の実施に関する指標で、全身麻酔の手術などを行った患者が対象となります。

以前まで看護必要度ⅠはA項目からC項目までのすべての項目を、患者1人ひとり毎日測定を行う必要がありましたが、2020年の改定でA項目の一部*とC項目について、看護必要度Ⅱと同様に、レセプト電算処理システム用コードを用いての評価が導入されました。また看護必要度Ⅱを要件とする急性期一般入院料の対象は、これまで「200床以上の急性期一般入院料1」および「400床以上の急性期一般入院料2～5」を届け出る病院だけでしたが、今回（2024年度）の改定で、「急

---

*21%：重症度、医療・看護必要度Ⅱで評価している場合。評価している場合は22%以上
*A項目の一部：専門的な治療処置のうち薬剤を使用するものに限る。

性期一般入院料1を算定する200床未満の病院（電子カルテ未導入施設を除く）」や「急性期一般入院料2・3を算定する200床以上400床未満の病院」などが追加されました。

基準該当患者が一定割合以上いることが要件

例えば200床以上の病院の場合、看護必要度Ⅱを用いて評価し、基準に該当する患者が「21%以上」いる病棟においてのみ、急性期一般入院料2の届出を行うことができます。なお、急性期一般入院料6の場合は、看護必要度に関する施設基準は、具体的な数値はなく、「**測定していること**」です。このように入院料の種類によって施設基準は異なるため、施設基準の届出を担当する事務の責任者は、内容を十分に把握しておく必要があります。

2年に1度の診療報酬改定で見直し

施設基準は、2年に1度の「**診療報酬改定**」で見直しが行われます。看護必要度も、過去の診療報酬改定でたびたび変更が行われてきました。例えば、以前は現行の急性期入院料1と同等の7対1病棟は「25%以上」とされていました。また今回（2024年度）の改定でも、急性期一般入院料1の看護必要度が大きく見直されました（詳細は1-4、5-4）。測定項目のうちB項目が除外され、A項目とC項目のみで一定基準をクリアしなければならなくなりました。このように診療報酬は、国の方針などによって、施設基準がより厳しくなることもあれば、反対に、基準が緩められることもあります。施設基準の変更は、医療機関の経営にとって最も重要な問題の1つであるため、各医療機関の目が診療報酬改定に注がれています。

重症度、医療・看護必要度の考え方のイメージ

①入院患者※1 →「看護必要度基準」に該当するか調査→ ②看護必要度基準への該当患者※1

急性期一般入院料2の算定病棟の施設基準
②÷①≧21%※2

※1 産科の患者、15歳未満の小児患者などは除く。
※2 重症度、医療・看護必要度Ⅱで評価している場合

9-5
施設基準の届出
年1回の定例報告も必須

医療機関は、該当する施設基準を地方厚生局に対して届け出ます。届出後、施設基準が適切に守られているかどうか確認を行うため、毎年7月の「定例報告」や、地方厚生局が医療機関に赴く「適時調査」などが行われています。

▶ 施設基準の届出は毎月1日が締め切り

医療機関が施設基準を届け出る際の大まかな流れを解説します。

まず、医療機関では、施設基準の届出のための書類を作成します。あらかじめ定められた様式のものを、地方厚生局のホームページなどからダウンロードし、届出に必要な事項を記載します。

書類の作成後、管轄の地方厚生局へと提出します。毎月1日が締め切りとされ、締め切りを過ぎて提出した場合、診療報酬の算定は翌月からとなります。例えば、9月1日に急性期一般入院料1の施設基準を届け出た場合、9月1日から急性期一般入院料1の診療報酬を算定することができますが、9月2日に届け出た場合は、診療報酬の算定は10月1日からとなります。

▶ 地方厚生局が届出内容を確認

地方厚生局は、医療機関が提出した書類をもとに、施設基準を満たしているかどうか審査を行います。提出した書類に不備などがある場合、地方厚生局から医療機関に連絡が入ります。届出内容に不備がない場合は、届出受理の通知が医療機関に送られます。併せて、レセプトを審査する審査支払機関に対しても、届出を受理したことが報告されます。

▶ 毎年7月の定例報告を義務付け

医療機関では、施設基準を届け出た後も、適切に基準を守ることが求められます。**年に1回、医療機関は地方厚生局に対して施設基準に関する定例報告を行うことが定められています。** 毎年7月1日時点の状況を報告し、施設基準が適切に守られているかどうか確認が行われます。

▶ 適時調査や個別指導で基準をチェック

定期的に地方厚生局が医療機関に出向き、基準の確認や指導も行われます。原則年に1回、地方厚生局の担当者が医療機関を訪れ、施設基準に関する書類の確認などを行うことを「**適時調査**」といいます。適時調査で、もしも施設基準を満たしていないことが発覚した場合、施設基準の届出を辞退し、さらには診療報酬の「自主返還」を求められることもあります。

また、新規に開業した医療機関や、診療報酬の請求点数が高い医療機関などを対象にした「**個別指導**」と呼ばれる面接もあります。そのほか、管轄の保健所によって、医療法が遵守されているか確認する「**立入検査**」も年1回行われます。

施設基準の届出の流れ

①施設基準の届出
施設基準届出様式
②審査
③受理の通知
④受理の報告
医療機関
地方厚生局
審査支払機関

第9章　診療報酬と施設基準

第9章まとめ

● 医療機関が診療報酬を算定するためには、「算定要件」のほかに「施設基準」を満たすことが必要です。

● 算定要件は、診療報酬の算定対象となる「医療行為に関する基準」、施設基準は、「人員体制や設備に関する基準」を意味します。

● 例えば、「糖尿病合併症管理料」の場合、算定要件は「医師（または医師の指示に基づき看護師）が、糖尿病足病変に関する指導が必要な患者に指導を行った場合」です。施設基準は、「糖尿病治療及び糖尿病足病変の診療に従事した経験を5年以上有する専任の常勤医師1名以上が配置されている」などと定められています。

● 急性期一般入院基本料などの施設基準の1つ「平均在院日数」は、病棟に入院している患者の平均的な入院日数を意味し、急性期一般入院料1の場合、「16日以内」が基準です。

● 各入院料には「看護配置」の施設基準が定められており、最低人数以上の看護職が病棟に勤務している必要があります。例えば、1日の入院患者が40人の急性期一般入院料2の病棟では、1日12人以上の看護職員の配置が必要です。

● 一般病棟など急性期の患者を取り扱う病棟には、「重症度、医療・看護必要度」と呼ばれる基準が定められています。200床以上の病院で急性期一般入院料2を届け出る際には、看護必要度の基準に該当する患者が、全体の21％以上いることが求められます（重症度、医療・看護必要度Ⅱで評価）。

● 医療機関は、該当する施設基準を地方厚生局に届け出ます。地方厚生局は、届け出された基準の審査を行うほか、原則年に1回の適時調査などを行います。もしも、適時調査で施設基準を満たしていないことが発覚した場合、医療機関は届出の辞退を行うほか、診療報酬を自主返還するよう求められることもあります。

第**10**章

患者負担の軽減制度

　国や自治体が、患者の医療費などの一部を補助する制度がいくつかあります。本章では、患者の自己負担を軽減する代表的な制度について紹介します。

　第1節、第2節では、入院した際の「食費」や「居住費」の負担を軽減する制度を紹介します。

　第3節、第4節では、医療費の自己負担が高額となった場合の支給制度や、難病を患う患者への助成制度について解説します。

　第5節、第6節では、小学生・中学生以下のこどもを対象とした医療費助成や、妊婦への給付金制度について解説します。

10-1
入院時食事療養費
食費の一部は保険から支給

　医療機関に入院した際の食事代は「入院時食事療養費」と呼ばれ、通常1食670円と定められています。このうち患者の自己負担分は490円で、残り180円は保険者から支払われます。難病患者などは自己負担額が軽減されます。

▶ 食事代も全国一律

　入院した際に医療機関から提供された「食事」の値段は、診療報酬と同様に、全国一律で料金が定められています。「**入院時食事療養費**」と呼ばれ、これまで通常、1食あたり640円でしたが、2024年6月から30円引き上げられ、670円となりました。これは食材費の高騰に伴う医療機関の負担増を抑える目的で、患者の自己負担額が30円引き上げられたためです。少し高いと思うかもしれませんが、患者が医療機関に実際に支払う自己負担額はその一部で、残りの金額は保険者から支払われます。

▶ 患者自己負担は通常1食490円

　入院時食事療養費のうち患者の負担する金額は2024年6月から30円引き上げられ、通常1食あたり490円に見直されました。残り180円は保険者から医療機関へと支払われます。例えば、10日間入院して毎日3食の食事を提供された場合、490円×3食×10日＝14,700円が患者の自己負担額となります。

▶ 指定難病患者などは負担額が軽減

　ある特定の条件に該当する患者の場合は、**自己負担額が軽減される制度**があります。法律※で規定された**指定難病**などに該当する患者は、食事療養費の自己負担額が1食280円へと軽減されます。

　また、住民税非課税世帯など**低所得者区分**に該当する患者の場合、自己負担額はさらに軽減される仕組みとなっています。例えば、世帯全員が住民税非課税に

＊**法律**：難病の患者に対する医療等に関する法律ならびに児童福祉法。

該当し、入院日数が90日を超える70歳未満の患者の場合、自己負担額は1食180円となります。

▶ 自己負担額は増加傾向へ

　食事療養費の自己負担額は、2016年3月以前は260円でしたが、2016年4月より360円へと引き上げられた経緯があります。そして、2018年4月以降は自己負担額が460円へとさらに引き上げられました。ただし、難病患者や低所得者などは、現状と同じ額に据え置かれます。今回（2024年度）の見直しは、物価や人件費などの高騰で、近年は病院給食の委託単価などが上昇していることなどが背景にあります。

▶ 治療食を提供した場合は「特別食加算」

　そのほか食事療養費には各種加算があります。糖尿病の患者などに対して特別の治療食を提供した場合は「**特別食加算**」が付加されます。

入院時食事療養費および患者自己負担額（2024年6月～）

入院時食事療養費：1食670円※1

<患者自己負担額>

	区分		負担額
A	B、C、Dのいずれにも該当しない患者		490円
B	C、Dに該当しない指定難病患者など※2		280円
C	低所得者Ⅱ※3	入院日数90日以下	230円
		入院日数90日超	180円
D	低所得者Ⅰ※4		110円

※1 流動食のみを提供する場合は1食605円（管理栄養士または栄養士による食事の提供に関する基準を満たしていない医療機関の場合は通常536円、流動食のみの場合490円）。そのほか特別食などを提供した場合、加算が付く。
※2 難病の患者に対する医療等に関する法律第5条第1項に規定する指定難病の患者または児童福祉法第6条の2第2項に規定する小児慢性特定疾病児童等。
※3 住民税非課税世帯。
※4 住民税非課税かつ所得が一定基準以下の70歳以上の患者。

10-2
入院時生活療養費
居住費の一部を保険支給

65歳以上の患者が、療養病棟などに入院した場合、食費のほかに居住費に相当する費用がかかります。居住費の一部は保険者から支給され、患者の自己負担額は最高で1日370円となります。

▶ 入院時生活療養費として「食費＋居住費」がかかる

前節では、入院した際の食費（入院時食事療養費）について説明しました。65歳以上の患者が、ある特定の医療機関に入院した場合には、食費に加えて「居住費」に相当する費用が発生します。食費と居住費を合わせて「**入院時生活療養費**」と呼びます。

▶ 療養病棟などに入院する65歳以上の患者が対象

入院時生活療養費の対象となる患者は、**65歳以上の患者で、「療養病棟」などの長期の入院生活を行う病棟*** **に入院している患者**です。対象患者には、1食584円の食費のほか、居住費として1日398円がかかります。ただし、入院時食事療養費と同様、患者の自己負担額は上記の一部で済みます。

▶ 1か月の自己負担額は5万円以上になる場合も

入院時生活療養費の自己負担額は指定難病や、所得区分などによって細かく規定されています。

食費は1食490円、居住費は1日370円の自己負担となります。1か月（30日）間入院した患者を例に考えると、30日×（490円×3食＋370円）＝55,200円が1か月間の生活療養費の自己負担額となります。

---

* …を行う病棟：医療法上の病床区分の1つである「療養病床」を届け出ている病棟。療養病床では、診療報酬上、療養病棟のほかに回復期リハビリテーション病棟や地域包括ケア病棟などの入院料を算定することが可能。
* …に該当する患者：療養病棟の医療区分2あるいは3に該当する患者。

　2018年3月以前は、「医療の必要性の高い者」と「医療の必要性の低い者」で、自己負担額が別に設定されていましたが、2018年4月以降は、人工呼吸器や酸素療法、透析治療などを行っている「医療の必要性の高い者」に該当する患者＊の場合も、同様に自己負担は食費490円・居住費370円と、「医療の必要性の低い患者」の場合と同額に設定されています。

　また、指定難病に該当する患者の場合、居住費の自己負担は0円で、食費260円のみの負担となります（上記はすべて一般所得区分の場合）。

　低所得の区分に該当する患者の場合、食費の負担は軽減されますが、居住費は一般所得の患者と同額となります。

入院時生活療養費および患者自己負担額（2024年6月～）

入院時生活療養費:(食費)1食584円※1 ＋（居住費)1日398円

<患者自己負担額>

	医療の必要性の低い者		医療の必要性の高い者		指定難病患者※2	
	食費負担額	居住費負担額	食費負担額	居住費負担額	食費負担額	居住費負担額
一般所得	490円※3	370円	490円	370円	280円	0円
低所得II※5	230円	370円	230円※4	370円	230円※4	0円
低所得I※6	140円	370円	110円	370円	110円	0円

※1 流動食のみを提供する場合は1食530円。また、管理栄養士等による食事の提供に関する基準を満たしていない医療機関の場合は450円。そのほか特別食などを提供した場合、加算が付く。
※2 難病の患者に対する医療などに関する法律第5条第1項に規定する指定難病患者。
※3 管理栄養士などによる食事の提供に関する基準を満たしていない場合は450円。
※4 入院90日超の場合は180円。
※5 住民税非課税世帯。
※6 住民税非課税かつ所得が一定基準以下の70歳以上の患者。

第10章　患者負担の軽減制度

高額療養費制度
高額な医療費負担を軽減

医療費の自己負担が一定の上限額を超える患者に対して、その上限を超える額を支給する制度が「高額療養費制度」です。2018年8月から70歳以上の患者の上限額は、70歳未満の負担額に近づけられました。

▶ 自己負担が高額となった患者に医療費を一部支給

医療費の自己負担が高額となった場合、一定額を超える分を保険者が支給する仕組みとして「**高額療養費制度**」があります。高額療養費制度により支給される額は、患者の年齢や所得区分に応じて異なります。

70歳未満の患者で、1か月間の医療費が100万円であった場合を例に考えます。70歳未満の患者の窓口負担は3割*のため、患者が医療機関に支払う金額は通常30万円になります。このとき、高額療養費制度の適用により、患者の自己負担額が軽減されます。

年収が「約370万～770万円」の患者の場合、医療費の総額が267,000円までは通常の3割負担とされ、それを超える額は1%負担と定められています。上記のケース（100万円）の場合、267,000円の3割（80,100円）＋残り733,000円の1%（7,330円）の合計額87,430円が患者の自己負担になります。そして、30万円との差額（212,570円）が高額療養費として保険者から支給されます。なお、年収が「約370万円未満（住民税非課税者除く）」の患者の場合、自己負担の上限は一律57,600円と定まっています。

▶ 70歳以上も所得に応じて上限額の設定

2018年7月以前は、患者が70歳以上の場合、70歳未満よりも自己負担の上限が低めに設定されていました。しかし、2018年8月の見直しで、70歳以上の患者の場合も、加入者の所得水準によって区分されるように変更になり、70歳未満の負担額に近づけられました。

---

*3割：小学生未満の場合は2割負担。

　年収が約370万円未満の70歳以上の患者については、外来のみを受診して入院はしていない場合、負担額の上限が70歳未満より低く抑えられています。

▶ 食費や居住費は高額療養費の対象外

　高額療養費制度では、前節までに述べた「入院時食事療養費」と「入院時生活療養費」は含まれないことに注意が必要です。そのため、高額療養費制度が適用されても、食費や居住費は患者に別途請求されます。

高額療養費制度の例

100万円の医療費がかかった場合（70歳未満の患者）

```
◄────────────── 医療費　100万円 ──────────────►
◄── 窓口負担　30万円 ──►
┌────┬──────────┐
│自己│          │
│負担│ 高額療養費 │
└────┴──────────┘
```

所得区分	自己負担額	高額療養費
年収約1,160万円～	254,180円※1	45,820円
年収約770～1,160万円	171,820円※2	128,180円
年収約370～770万円	87,430円※3	212,570円
～年収約370万円	57,600円	242,400円
住民税非課税者	35,400円	264,600円

※1 医療費842,000円までは3割負担、それを超える額は1％の負担。
※2 医療費558,000円までは3割負担、それを超える額は1％の負担。
※3 医療費267,000円までは3割負担、それを超える額は1％の負担。

10-4

難病医療費助成制度
指定難病患者への助成

「難病医療費助成制度」では、国の指定する難病に罹患する患者を対象に、医療費の助成が行われます。医療費の助成を受けるためには、事前に都道府県に申請し、支給認定を受けることが必要です。

▶ 指定難病は現在341疾病

国の指定する難病（指定難病）に罹患している患者を対象に、医療費の一部が支給される制度として、「**難病医療費助成制度**」があります。同制度は、2015年1月に施行された「**難病の患者に対する医療等に関する法律（難病法）**」に基づき新たに開始された制度です。2015年以前も、難病の治療に対する助成事業は存在しましたが、難病法の施行に伴い、対象となる難病が拡大し、2024年4月1日現在で341疾病が指定難病の対象とされています。

▶ 助成を受けるためには受給者証の交付が必要

難病の患者が実際に医療費の助成を受けるためには、都道府県から「**支給認定**」を受けることが必要です。

まず、難病指定医に診断書（臨床調査個人票）を作成してもらい、その診断書および必要書類を都道府県へと提出します。都道府県の認定が下りると、「**医療受給者証**」が交付されます。難病患者は、医療受給者証を都道府県の指定する「**指定医療機関**」に提示することで医療費の助成を受けることができます。

▶ 受給者証は1年ごとに更新必要

ただし、医療費の助成対象となるのは、指定医療機関で受けた指定難病の治療のみに限られます。風邪などの治療や、指定医療機関以外の医療機関を受診した場合は、助成の対象外となります。

また、医療受給者証には有効期限があり、原則1年以内と定められています。そのため、継続して助成が必要な際には更新の申請が必要となります。

▶ 上限額と2割負担を比べて低いほうが自己負担に

難病医療費助成制度が適用された患者の自己負担額は、患者の所得などに応じて異なります。例えば、一般所得Ⅰ（市町村民税7.1万～25.1万円）に該当する患者の場合、1か月の「自己負担上限額」は通常1万円と定められています。この上限額と2割負担の金額を比較して低い額が患者の自己負担額となります。例えば、医療費総額が4万円であった場合、2割負担の金額は8,000円と上限額よりも低くなるため、この場合の自己負担は8,000円となります。そして、自己負担を超える金額が都道府県より支給されることになります。また、2023年10月1日から制度が変わり、助成の開始時期が申請日から「重症度分類を満たしていることを診断した日等」へ前倒し可能となりました（原則1ヶ月、最長3ヶ月まで）。

医療費助成における自己負担上限額（月額）

階層区分	階層区分の基準 （()内の数字は、夫婦2人世帯の場合における年収の目安）		自己負担上限額(外来＋入院) （患者負担割合：2割）		
			一般	高額かつ長期※	人工呼吸器など装着者
生活保護	—		0円	0円	0円
低所得Ⅰ	市町村民税非課税（世帯）	本人年収～80万円	2,500円	2,500円	1,000円
低所得Ⅱ		本人年収80万円超～	5,000円	5,000円	
一般所得Ⅰ	市町村民税課税以上7.1万円未満（約160万円～約370万円）		10,000円	5,000円	
一般所得Ⅱ	市町村民税7.1万円以上25.1万円未満（約370万円～約810万円）		20,000円	10,000円	
上位所得	市町村民税25.1万円以上（約810万円～）		30,000円	20,000円	
入院時の食費			全額自己負担		

※高額かつ長期：月ごとの医療費総額が5万円を超える月が年間6回以上ある者（例えば医療保険の2割負担の場合、医療費の自己負担が1万円を超える月が年6回以上）

第10章 患者負担の軽減制度

10-5
こども医療費助成制度
市区町村による助成

小児が医療機関を受診した際の医療費の全額もしくは一部を、市区町村が助成する制度（こども医療費助成制度）があります。助成の条件（対象年齢や親の所得制限など）は、実施主体の市区町村によって異なります。

▶ 市区町村が実施主体の制度

市区町村が実施主体となり、乳幼児や小児の医療費の自己負担を補助する制度として「こども医療費助成制度*」があります。全国の市区町村で実施されていますが、対象年齢や助成の範囲などは各市区町村によって異なります。

こども家庭庁が2023年4月時点で取りまとめた調査結果*によると、全国の市区町村（1,741自治体）のうち、ほとんどの市区町村が18歳（高校生）まで医療費助成の対象としています。外来については1,734自治体、入院は1,730自治体で18歳まで医療費助成を行っています。また、一部の市区町村では24歳まで助成を実施しています。

▶ 約1割の市区町村では所得制限を設定

一部の市区町村では、所得制限を設定している自治体もあります。保護者の所得が一定額より少ないことが、医療費助成の条件の1つとなっています。2023年4月時点で約9％の市区町村（外来152自治体、入院155自治体）で所得制限が設けられており、そのほかの市区町村では所得に関係なく医療費助成を受けることが可能です。

▶ 低額の一部負担金がかかる場合もある

また、市区町村によっては、患者に低額の一部自己負担を設定しています。例えば、京都市では、2歳までの小児が入院した場合、1医療機関につき1か月あたり200円の自己負担がかかります。自己負担の金額は、市区町村によって異なり

---

*こども医療費助成制度：自治体によっては「乳幼児医療費助成制度」と呼ばれる。
*調査結果：こども家庭庁 令和4年度・5年度「こどもに係る医療費の援助についての調査」より。

ますが、おおむね1,000円以下の低額の負担となっています。2023年4月現在で、全国の約31%（外来）の市区町村が一部自己負担を課しており、そのほかの市区町村では、小児は自己負担なし（無料）で医療を受けることができます。

▶ 受給資格証の提示が必要

　助成を受けるためには、事前に市区町村に申請書を提出し、「**受給資格証**」を交付してもらう必要があります。医療機関を受診した際に、受給資格証を提示することで、窓口での支払い額が軽減されます。もしくは、市区町村によっては、患者は医療機関の窓口で通常通りの自己負担額を支払い、後日、助成金を支給する方法（**償還払い方式**）が取られています。

こども医療費助成制度の実施状況

（単位：市区町村）

対象年齢	通院	入院
実施市区町村数計	1,741	1,741
就学前	17	2
9歳年度末	2	0
12歳年度末	31	16
15歳年度末	482	446
18歳年度末	1,202	1,266
20歳年度末	4	4
22歳年度末	3	3
24歳年度末	0	4

所得制限	通院	入院
所得制限なし	1,589	1,586
所得制限あり	152	155

一部自己負担	通院	入院
自己負担なし	1,198	1,285
自己負担あり	543	456

出典：こども家庭庁 令和4年度・5年度「こどもに係る医療費の援助についての調査」

第10章 患者負担の軽減制度

10-6
出産費用の軽減制度
出産育児一時金など

出産にかかる費用は公的医療保険の対象外のため、基本的には患者の自己負担となりますが、市区町村や保険者で、妊婦健診・出産にかかる費用の補助、産休中の収入保障として手当金の支給などが行われています。

▶ 妊婦健診にかかる費用を助成

妊婦が出産までの間に受ける「**妊婦健診**」は**保険外診療**のため、費用は全額自己負担となります。通常、14回ほどの健診を受け、1回あたり5千円から1万円ほどの費用がかかります。

現在、市区町村が主体となり、妊婦健診の費用の全額もしくは一部を助成する事業が全国で実施されています。助成内容は市区町村によって異なりますが、少なくとも妊婦1人14回までの健診費用の補助が行われています。一般的には、市区町村の窓口で受け取った「補助券」を医療機関に提示することで、健診費用の負担が軽減されます。現在、妊婦1人あたり支給額の全国平均は、107,792円＊（平成30年4月時点）となっています。

▶ 出産費用として50万円を支給

お産（正常分娩）も保険外診療のため、出産にかかる費用は基本的に自己負担となります。厚生労働省が実施した調査によれば、全国平均でおよそ46.7万円＊の出産費用がかかります。

出産に要する費用を軽減するための制度として、「**出産育児一時金制度**」があります。同制度では、加入している公的医療保険の保険者より、1児につき原則50万円の補助が支給されます。出産後、医療機関の窓口で出産費用を全額支払った後、保険者に申請書を提出し、上記の一時金を受け取ることになります。

＊**105,734円**：厚生労働省「妊婦健康診査の公費負担の状況に係る調査結果について」（令和4年4月1日）より。
＊**46.7万円**：厚生労働省「出産費用の実態把握に関する調査研究（令和3年度）の結果等について」（令和4年8月19日）より。

もしくは、多くの医療機関では「直接支払制度」を利用することもできます。妊婦に代わって、医療機関が一時金の申請と受け取りを行う制度で、本人が多額の出産費用を準備するなどの手間を省くことができます。

▶ 産休中の収入を保障する「出産手当金」

会社勤めをしている妊婦が産休を取った際に、「**出産手当金**」として給料に相当する金額の一部が保険者より支給される制度があります。出産日を含む産前42日間（出産が出産予定日より遅れた場合は出産予定日を含む42日間）と、出産翌日からの産後56日間の期間で、産休を取得した日数1日につき、標準報酬日額[*]の3分の2が給付されます。なお、自営業者など国民健康保険に加入している人や専業主婦は給付の対象外で、会社勤め（社会保険）や公務員（共済組合）として働いている女性が対象となります。

このほか、育児休業を取得した人を対象とした給付制度（**育児休業給付金**）もあります。

<table>
<tr><th colspan="4">妊娠・出産時の主な給付金制度</th></tr>
<tr><th></th><th>妊婦健診助成金</th><th>出産育児一時金</th><th>出産手当金</th></tr>
<tr><td>実施主体</td><td>市区町村</td><td>保険者</td><td>保険者</td></tr>
<tr><td>給付目的</td><td>妊婦健康診査の経済的負担の軽減</td><td>出産に要する経済的負担の軽減</td><td>産前・産後休暇中の手当て</td></tr>
<tr><td>支給額</td><td>全市区町村で助成を実施しているが、支給額は市区町村によって異なる</td><td>1児につき原則50万円を支給[※1]</td><td>出産日[※2]以前42日から出産日後56日までの期間につき、休業1日につき標準報酬日額の2/3を支給</td></tr>
</table>

※1 妊娠週数が22週に達していないなど、産科医療補償制度対象出産ではない場合は、48.8万円を支給（令和5年4月1日以降の出産の場合）。

※2 出産が予定日より遅れた場合は出産予定日。

[*] **標準報酬日額**：支給開始日以前の継続した12か月間の標準報酬月額の平均を30日で割った額。

第10章まとめ

● 医療機関に入院して食事の提供を受けた場合、「入院時食事療養費」として通常 1食につき670円がかかりますが、その費用の一部は保険者より支給されます。 患者の自己負担額は現行制度では490円となっています。

● 65歳以上の患者が、療養病棟など長期の入院生活を送る病棟に入院した場合、「入 院時生活療養費」として食費と居住費がかかります。指定難病や所得が一定以下 の患者については、自己負担額が通常よりも軽減されます。

● 医療費の自己負担が高額となる患者に対して、ある一定の上限を超えた分を支給 する「高額療養費制度」があります。自己負担の上限額は、患者の年齢や所得区 分に応じて異なります。

● 高額療養費制度では、入院時食事療養費・生活療養費は適用の対象外であること に注意が必要です。

● 国の指定する難病に罹患している患者を対象とした補助制度を、「難病医療費助 成制度」といいます。助成を受けるためには、事前に都道府県に申請し、受給者 証を交付してもらう必要があります。

● 全国の市区町村では、小児の医療費の全額もしくは一部を補助する事業が行われ ています。対象年齢は自治体によって異なりますが、ほとんどの自治体では高校 生まで助成が行われています。

● 出産にかかる費用は基本的に公的医療保険の対象外ですが、市区町村や保険者に より、妊婦健診や出産にかかる費用の補助が行われています。また、会社勤めな どの妊婦が産休を取得した際には、「出産手当金」が支給される制度もあります。

調剤報酬の仕組み

　国民の誰もが平等に治療を受けられるように、薬の値段や薬剤師の技術料金は、診療報酬と同じく国で決められています。

　本章では、院外処方と院内処方でどういう違いがあるか、調剤報酬とはどういうものなのか、薬剤師による薬学管理、服薬指導、情報提供、在宅医療への取り組みがどのように評価されているのか、調剤レセプトにはどのような内容が記載されているのかなどについて、解説していきます。

院外処方と院内処方の違い
医薬分業が進み、増える院外処方

患者さんが薬をもらうとき、医療機関の窓口で薬を受け取る「院内処方」と、処方箋を書いてもらい調剤薬局で薬を受け取る「院外処方」があります。ひと昔前は院内処方が中心でしたが、現在は院外処方のほうが多くなりました。

▶ 院内処方と院外処方

院内処方も院外処方も、同じ処方箋に基づいて調剤が行われるため、患者が受け取る薬自体には何ら違いはありません。院内・院外の主な違いは、処方箋を受け付けて調剤する薬局が医療機関内にあるのか外にあるのかという点と、患者の負担額です。薬価は院内・院外とも同額ですが、ここに加算される費用により負担額が違ってきます。

院外処方では調剤料や服薬指導料などが加算され、院内処方より患者の負担額は大きくなりますが、その分複数の医療機関から処方された薬の飲み合わせなどを細かくチェックでき、安全性の面で優れているともいえます。その中、今回（2024年度）の調剤報酬改定では、「**地域の医薬品供給拠点としての役割を発揮するための体制評価の見直し**」「**質の高い在宅業務の推進**」「**かかりつけ機能を発揮して患者に最適な薬学的管理を行うための薬局・薬剤師業務の評価の見直し**」の3つが主なポイントとして挙げられます。

▶ 医薬分業とかかりつけ薬局

医薬分業とは、医師・歯科医師が患者の診断・治療を行った後、医療機関から発行された処方箋に基づいて、独立した薬局の薬剤師が調剤や薬歴管理、服薬指導を行い、それぞれの専門性を発揮して医療の質の向上を図ろうとするものです。日本でも医薬分業が進み、院内処方よりも、院外処方のほうが多くなっています。

また近年では、いわゆる門前薬局から地域の「**かかりつけ薬局**」への移行を国は推進しています。「かかりつけ薬局」とは、「**かかりつけ薬剤師**」がいる薬局をい

いFUNC。患者は「かかりつけ薬局」をもつことによって、薬による適切で安全な治療ができ、より安心で健康な生活を送ることができます。つまり、「かかりつけ薬局」とは、薬の面から健康管理のサポートをしてくれる薬局といえます。

▶ かかりつけ薬剤師とは

かかりつけ薬剤師は、その患者の薬を処方された医師とも連携し、服薬状況や体調の変化を把握し、必要に応じて医師に報告・相談します。また必要に応じて患者の家を訪問し、薬の整理を実施します。

具体的には患者自身が、信頼のおける薬剤師を自ら選び、服用している薬のことを把握してもらいます。薬局の営業時間外（24時間対応）でも、何かあった場合には相談や適切なアドバイスを受けることができます。

本人が希望し、信頼のできる薬剤師を選び、書面で同意を示すことでこの制度を利用することができるようになります。

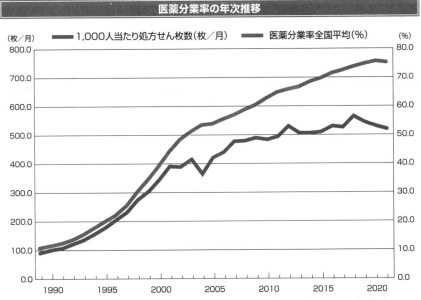

医薬分業率の年次推移

資料:薬局数（厚生労働省医薬・生活衛生局調べ、1996年までは各年度12月31日現在、1997年以降は、各年度末現在）、
処方せん枚数、1,000人当たり処方せん枚数、医薬分業率（日本薬剤師会調べ）
(注) 医薬分業率の計算の仕方
医薬分業率（%）=薬局への処方せん枚数／外来処方件数（全体）×100
※東日本大震災の影響で宮城県は含まれていない。

11-2

調剤技術料
薬局によって異なる

調剤報酬の調剤技術料には、薬局の規模や設備によって決まる調剤基本料と、薬剤の調製や取り揃え、最終監査などを評価する薬剤調製料と、各種の加算があります。処方箋を持って行く薬局によって支払額が異なるのは、調剤基本料などの違いによるものです。

▶ 調剤薬局でかかる4つの区分

同じ薬を同じ量もらっても、薬局によって支払う金額が違うことがあります。その理由は一体なぜなのでしょうか?

調剤報酬には、「**調剤技術料**」「**薬学管理料**」「**薬剤料**」「**特定保険医療材料料**」の4つがあります。それぞれの項目に点数があり、診療報酬と同様に1点=10円で計算されます。社会保険や国民健康保険に入っている人であれば、「合計点数×10円」の3割を薬局の窓口で支払うことになります。

薬そのものの値段(「薬剤料」)は、日本では国によって定められているため、どの薬局でも値段は変わりません。薬局によって支払う金額が違うのは、主に「調剤技術料」や「薬学管理料」が薬局によって異なる場合があるからです。

▶ 調剤技術料の内容

前回(2022年度)の改定では、薬局・薬剤師業務の評価体系の見直しが行われ、調剤技術料は「調剤基本料」と「薬剤調整料」の2区分に見直されました。また今回(2024年度)の改定で、調剤基本料は職員の賃上げ実施などの観点から点数が引き上げられました(特別調剤基本料を除く)。

「調剤基本料」は、例えばどの病院の処方箋でも受け付けている薬局であれば45点、特定の病院の処方箋だけを扱うのであれば29点、大手グループの薬局なら24点など、薬局の規模や業務内容によって異なります。要件によって算定できる点数が変わってきますので、要件の内容を正しく理解することが必要といえま

す。特に、「薬剤師のかかりつけ機能に係る基本的な業務」についての実績が不十分である薬局（処方箋受付回数が月600回以下の薬局を除く）は、所定点数の50%で算定する減算要件もあります。すなわち、月600回超の薬局では、かかりつけ薬局としての機能を果たしていかざるを得ない状況となっています。

　調剤基本料の「加算」については、薬局の運営体制や処方を受ける時間などにより変わってきます。例えば、地域医療に貢献する薬局を評価する「**地域支援体制加算**」や、災害や新興感染症の発生時などにおける医薬品供給や衛生管理に係る対応などを評価する「**連携強化加算**」、後発医薬品の積極使用を評価した「**後発医薬品調剤体制加算**」などがあります。さらに今回（2024年度）の改定では、医療DXへの対応を評価した「**医療DX推進体制整備加算**」や在宅訪問の体制を評価する「**在宅薬学総合体制加算**」が新設されました。

調剤技術料の区分			
区分			**点数**[※1]
処方箋受付回数等		**処方箋集中率**	
調剤基本料1			
	下記に該当しないもの		45点
調剤基本料2			
	①処方箋受付回数が月2,000回超〜4,000回 ②処方箋受付回数が月4,000回超 ③処方箋受付回数が月1,800回超〜2,000回 ④特定の医療機関からの処方箋受付枚数が月4,000回超	①85%超 ②70%超[※2] ③95%超 ④　　−	29点
調剤基本料3			
イ	同一グループで処方箋受付回数が月3万5千回超〜4万回	95%超	24点
	同一グループで処方箋受付回数が月4万回超〜40万回	85%超	
ロ	同一グループで処方箋受付回数が月40万回超、 または同一グループの保険薬局の数が300以上		19点
ハ	同一グループで処方箋受付回数が月40万回超、 または同一グループの保険薬局の数が300以上	85%以下	35点
特別調剤基本料			
A	いわゆる同一敷地内薬局		5点
B	基本料の届出がない薬局		3点

※1 妥結率50%以下の薬局、妥結率等の状況未報告薬局、かかりつけ機能に係る業務1年間未実施薬局（処方箋受付月600回以下の薬局を除く）は50/100
※2 処方箋受付回数が多い上位3の保険医療機関に係る処方箋による調剤の割合

薬学管理料
薬学的な管理・指導料

調剤技術料とは別に、薬剤師による薬学管理、服薬指導、情報提供、在宅医療への取り組みなどを評価するための調剤報酬として、「薬学管理料」があります。

▶ 薬剤師による薬の管理指導に対する評価

薬学管理料は、「調剤管理料」「服薬指導管理料」「かかりつけ薬剤師指導料」「服薬情報提供料」などから構成されています。

「調剤管理料」は処方された薬が適切であるかの判断に対する点数です。「服薬管理指導料」は、薬歴管理など使用している薬の管理に対する点数です。

薬局では、患者1人ひとりの記録を病院のカルテと同じようにつけています。患者に薬を処方するときは、その記録を見ながら薬の飲み方や注意点を指導しているため、指導料としてこの報酬が設定されているのです。

また患者が選択した「かかりつけ薬剤師」が、患者に対して服薬指導などの業務を行った場合に算定できる「**かかりつけ薬剤師指導料**」があります。

これは「かかりつけ薬剤師」が処方医と連携して、患者の服薬状況を一元的・継続的に把握したうえで、患者に対して服薬指導を行うことを評価したものになります。「かかりつけ薬剤師」は患者が指名して、患者から同意書をもらうことで成立します。また、患者の同意取得時には、かかりつけ薬剤師に対する患者の要望なども確認する必要があります。

また今回（2024年度）の改定では、調剤後のフォローアップの加算であった調剤後薬剤管理指導加算が見直され、「**調剤後薬剤管理指導料**」に格上げされました。糖尿病や慢性心不全の患者に対して行った場合、月に60点算定できます。

▶ 薬剤師の在宅医療への取り組みに対する評価

近年、薬局薬剤師の在宅医療への積極的な取り組みに対して、高い評価がされています。例えば、薬局薬剤師による在宅患者への訪問活動を評価した「**在宅患**

者**訪問薬剤管理指導料**」、退院後に訪問薬剤管理指導を行う薬剤師が入院中の患者を訪問し、医師や看護師などと共同指導を行った場合に算定できる「**退院時共同指導料**」などがあります。今回（2024年度）の改定においても、在宅訪問の体制を評価する「**在宅薬学総合体制加算**」や在宅療養へ移行する患者に対する服薬支援等を評価する「**在宅移行初期管理料**」などが新設されました。

主な薬学管理料の点数

項目			要件など	点数
調剤管理料			処方箋受付1回につき	
①内服薬を調剤した場合（1剤につき）				
	イ 7日分以下		服用時点が同一である内服薬は、投与日数にかかわらず、1剤として算定する。なお、4剤分以上の部分については算定しない。	4点
	ロ 8日分以上14日分以下			28点
	ハ 15日分以上28日分以下			50点
	ニ 29日分以上			60点
②①以外の場合				4点
重複投薬・相互作用等防止加算	残薬調整以外			40点
	残薬調整			20点
調剤管理加算	初回		上記の加算	3点
	2回目以降			3点
医療情報取得加算	6ヶ月に1回限り加算			3点
	電子資格確認による取得。6ヶ月に1回限り加算			1点
服薬管理指導料			処方箋受付1回につき	
①原則3ヶ月以内に再来局した患者			手帳を提示しない場合で、指導等を行った場合は②	45点
②①以外の患者				59点
③介護老人福祉施設入所者				45点
④情報通信機器を用いた場合	イ 原則3ヶ月以内に再来局		手帳を提示しない場合はロ	45点
	ロ 上記以外			59点
⑤特例			適切な手帳の活用実績が相当程度あると認められない薬局	13点
麻薬管理指導加算				22点
特定薬剤管理指導加算	1イ 特に安全管理が必要な医薬品が新たに処方された患者に対して必要な指導を行った場合		上記の加算	10点
	1ロ 特に安全管理が必要な医薬品で用法・用量の変更など、薬剤師が必要と認めて指導を行った場合			5点
	2 悪性腫瘍の悪性腫瘍の治療に係る薬剤の調剤を受ける患者など			100点
	3 調剤を行う医薬品を患者が選択するために必要な説明及び指導を行った場合			5点
乳幼児服薬指導加算				12点
小児特定加算				350点
吸入薬指導加算（3月に1回）				30点

11-4
調剤報酬明細書の見方
医科レセプトと照合して審査される

調剤報酬は、保険者に「調剤報酬明細書」を発行し請求します。調剤報酬明細書には、調剤された医薬品名・規格・用量・剤形・用法などや、請求額の計算根拠となる調剤報酬点数などが記載されています。

▶ 調剤報酬明細書とは

調剤報酬明細書とは、薬局が保険者ならびに審査支払機関に対して発行する、調剤報酬の詳細を記した明細書で、調剤レセプトと略されます。具体的には、通常の保険診療（自由診療や混合診療を除く）で、被保険者が医療費の3割を負担する場合には、薬局側は残りの7割を保険者側に請求する必要があります。この請求書の役割を果たすものが、**調剤報酬明細書**です。

調剤報酬明細書には被保険者の1か月分の診療情報がまとめられており、患者別に作成された調剤報酬明細書が、毎月審査支払機関に提出されます。薬局から提出されるレセプトには、その月に請求するすべての「調剤内容」と「点数」、「個人名」、「保険番号」などが記載されており、審査支払機関では医療機関側から提出される医科レセプトと照らし合わせながら審査されます。

▶ 調剤報酬明細書の記載内容

調剤報酬明細書には、主に次の項目が記載されています。

①請求年月、②都道府県番号（北海道01～沖縄47）、③薬局コード（保険薬局ごとに決められている固有のコード番号）、④保険の種別など、⑤氏名のほか、性別、生年月日などの個人情報、⑥保険薬局の所在地及び名称、⑦保険医療機関の所在地及び名称、⑧処方箋を発行した医師の名前、⑨「処方月日」「調剤月日」「処方（医薬品名・規格・用量・剤形・用法および単位薬剤料」「調剤数量」「調剤報酬点数（調剤料・薬剤料・加算料）」などの処方内容、⑩保険者への請求点数と内訳

調剤報酬明細書

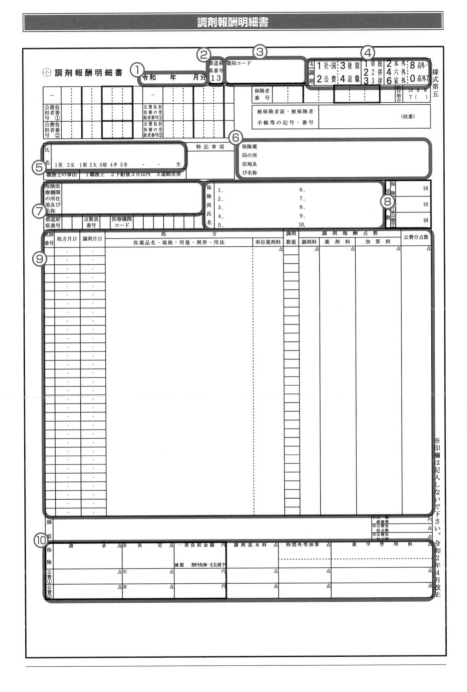

第11章まとめ

● 患者さんが薬をもらうとき、医療機関の窓口で薬を受け取る「院内処方」と、処方箋を書いてもらい調剤薬局で薬を受け取る「院外処方」があります。

● 院外処方では調剤料や服薬指導料などが加算され、院内処方より患者の負担額は大きくなりますが、その分複数の医療機関から処方された薬の飲み合わせなどがチェックでき、安全性の面で優れているともいえます。

● 近年では、門前薬局から地域の「かかりつけ薬局」への移行を国は推進しています。患者にとっては「かかりつけ薬局」をもつことによって、薬による適切で安全な治療ができ、より安心で健康な生活を送ることができます。

● 調剤報酬には、「調剤技術料」「薬学管理料」「薬剤料」「特定保険医療材料料」の4つがあります。

● 調剤技術料は、薬局における基本的な調剤体制を評価した「調剤基本料」と、薬剤の取り揃え・監査業務などの対物業務を評価した「薬剤調製料」と「加算」により構成されます。

● 薬学管理料は、薬剤師による薬学管理、服薬指導、情報提供、在宅医療への取り組みなどを評価するための調剤報酬となります。

● 調剤報酬明細書とは、医療機関が保険者に対して発行する、調剤報酬の詳細を記した明細書で、調剤レセプトと略されます。

● 調剤報酬明細書には、調剤された医薬品名・規格・用量・剤形・用法などや、請求額の計算根拠となる調剤報酬点数などが記載されています。

第**12**章

保険診療以外の医療費

本章では、保健診療以外の医療費について見ていきます。

　医療保険を使えないケースとしては、交通事故（自動車事故）や労働災害などの他にも、健康診断や予防接種、美容整形などがあります。

　これら保険診療を使えないケースについて、わが国にはその代わりになる制度としてどのようなものがあるのか、その基礎知識について解説します。

12-1

自費診療
医療保険を使えない場合は？

医療保険は、日常生活における病気やケガが対象となります。交通事故（自動車事故）、労働災害、自分の故意や過失による場合には適用されません。また、日常生活に支障のない症状や、自分の希望で受けた診療の場合にも、医療保険を使うことはできません。

▶ 医療保険を使えないケース

次のようなケースには、医療保険を使えません。

①交通事故（自動車事故）

交通事故（自動車事故）によってケガをした場合は、自賠責保険を使うことになります。自賠責保険については、12-2を参照してください。

②労働災害

業務上や通勤途上の病気やケガについては、労災保険の対象になります。

労災保険については、12-3を参照してください。

③第三者の故意・過失による病気やケガ

病気やケガの原因に第三者が関わっている場合、いわゆる「相手のある場合」には原則として医療保険を使うことはできません。ただし、保険者に「第三者の行為による傷病届」を提出すれば、保険者が加害者に対して医療費を請求できるので、保険診療を受けることができます。

④自分の故意による病気やケガ

自分の犯罪行為、麻薬中毒、自殺未遂が原因の場合も医療保険は使えません。

⑤**飲酒やけんかによる病気やケガ**

泥酔、けんかが原因の病気やケガも医療保険は使えません。

このような場合には医療保険は使えず、医療費は全額自己負担になります。

▶ 保険の対象にならない診療

次のような、日常生活に支障のない、患者の希望で受けた診療では医療保険を使えません。

①**健康診断**、②**予防接種**、③**美容整形**、④**通常分娩**、⑤**歯列矯正**、⑥**経済的な理由による人工妊娠中絶および避妊手術**

妊娠は病気とはみなされず医療保険の適用外となっていますが、帝王切開や異常分娩の場合や、母体に危機が迫ったときの妊娠中絶には医療保険が適用されます。

その他にも、①**先進医療を受けた場合**、②**個室などに入院した場合の差額室料**、③**薬剤の容器代**、④**小型の薬剤吸入器**、⑤**往診、訪問診療、訪問看護にかかる交通費**なども自己負担になります。

最近の医療機関の領収書には、「保険」と「保険外」と区分されていますので、自分が受けた診療に医療保険が適用されているかどうかを確認することができます。

「健康診断」については、12-4を参照してください。

「予防接種」については、12-5を参照してください。

また、保険診療と保険外診療を併用することのできる「保険外併用療養費制度」もありますが、これについては、12-6を参照してください。

　自賠責保険（共済）は、自動車損害賠償保障法に基づき、1955年に国が始めた保険制度です。自賠責保険（共済）は、交通事故による被害者を救済するため、加害者が負うべき経済的な負担を補填（ほてん）することにより、基本的な対人賠償を確保することが目的で、原動機付自転車（原付）を含むすべての自動車に加入が義務付けられています。無保険車による事故、ひき逃げ事故の被害者に対しては、政府保障事業によって救済が図られています。

▶ 最低限の補償をする「自賠責保険」

　自賠責保険（共済）では、被害者1名につき下記を限度として補償されます。

- ・死亡による損害：3,000万円
- ・傷害による損害：120万円
- ・後遺障害による損害：障害の程度に応じて、75万円〜4,000万円

　なお、被害者1名ごとに支払限度額が定められていますので、1つの事故で複数の被害者がいる場合でも、被害者の支払限度額が減らされることはありません。

▶ 自賠責保険の不足分をカバーする「任意保険」

　最近では損害賠償額が1億円を超えるケースも珍しくなく、自賠責保険だけではカバーしきれないため、多くのドライバーが、以下の保険を組み合わせた「**任意保険**」に加入しています。

- ・相手への補償：対人賠償保険
- ・自分のケガの補償：人身傷害補償保険、自損事故保険、搭乗者傷害保険、無保険車傷害保険

・車の補償：車両保険

▶ 交通事故で健康保険を使う場合

交通事故によるケガの場合、医療保険よりも自賠責保険を適用するケースが多くありますが、自賠責保険による医療費は自由診療となり、診療報酬点数を医療機関が自由に決めることができます（1点15円〜30円程度）。自賠責保険を使うよりも医療保険を使うほうが、被害者にとって得策となることがありますが、事前に保険者に「**第三者の行為による傷病届**」を提出する必要があります。

①**加害者が任意保険に加入しておらず、自賠責保険のみ加入している場合**
②**被害者にも自己の過失があるとき**（現実には、ほとんどの交通事故で被害者にも過失があるとされています）
③**治療、入院期間が長引きそうなとき**

医療保険を利用した場合と、自賠責保険を利用した場合の差（例）		
	健康保険を利用した場合 （1点10円）	自賠責保険を利用した場合 （1点20円の場合：自由診療）
治療費① （10万点の場合）	100万円	200万円
被害者の窓口負担①' （3割負担の場合）	30万円	なし
慰謝料②	100万円	100万円
休業補償③	100万円	100万円
損害金額合計④ （①または①'＋②＋③）	230万円	400万円
損害賠償額⑤ （④×(1-0.5)※1）	230万円×(1-0.5)=115万円	400万円×(1-0.5)=200万円
病院への支払額⑥	30万円	200万円
受け取る金額 （⑤−⑥）	85万円	0円

※1 過失相殺率5:5の場合

12-3
労災保険
業務災害などへの保険給付

労災保険制度は、労働者の業務上の事由または通勤による労働者の傷病などに対して必要な保険給付を行い、併せて被災労働者の社会復帰の促進などの事業を行う制度です。その費用は、原則として事業主の負担する保険料によってまかなわれています。

▶ 労災保険が適用される人

労災保険は、原則として1人でも労働者を雇用する事業は、業種の規模の如何を問わず、すべてに適用されます。なお、労災保険における労働者とは、「職業の種類を問わず、事業に使用される者で、賃金を支払われる者」をいい、労働者であればアルバイトやパートタイマーなどの雇用形態は関係ありません。

労災年金給付などの算定の基礎となる給付基礎日額については、労災保険法第8条の3などの規定に基づき、毎月勤労統計の平均給与額の変動などに応じて、毎年自動的に変更されています。

▶ 労災保険は労働基準監督署が判断

業務災害や通勤災害でケガをした場合は、**労災指定医療機関**で受診するのが原則です（労災指定医療機関は、厚生労働省のホームページで検索することができます。http://rousai-kensaku.mhlw.go.jp/)。

受診の際には、必ず「労災による治療であること」を告げておきます（所定の請求書を後日提出する旨など）。やむを得ず、労災指定医療機関以外で受診した場合は、窓口で治療費を支払ったうえで、別途、給付請求の手続きが必要になります。

医療機関に提出された請求書は所管の**労働基準監督署**に送られ、監督官が療養補償給付請求書と受傷原因などを審査します。労災と認定されれば、給付が受けられます。労災と認定されるかどうかは、労働基準監督署の判断によります。認定されなかった場合には、医療保険に切り替えられます。また、労働基準監督署の決定に不服な場合には、異議申し立てをすることができます。

　通勤途中の自動車事故の場合には、労災保険給付と自賠責保険などによる保険金支払いとの間で、損害に対する二重のてん補とならないよう支給調整が行われます。労災保険給付と自賠責保険などによる保険金の支払いのどちらか一方を先に受けてください。どちらを先に受けるかは、被災労働者またはその遺族が自由に選ぶことができます。

労災保険の給付の概要

保険給付の種類		こういうときは	保険給付の内容
療養（補償）等給付		業務災害、複数業務要因災害または通勤災害による傷病により療養するとき（労災病院や労災保険指定医療機関などで療養を受けるとき）	必要な療養の給付※1
		業務災害、複数業務要因災害または通勤災害による傷病により療養するとき（労災病院や労災保険指定医療機関など以外で療養を受けるとき）	必要な療養の費用の支給※1
休業（補償）等給付		業務災害、複数業務要因災害または通勤災害による傷病の療養のため労働することができず、賃金を受けられないとき	休業4日目から、休業1日につき給付基礎日額の60%相当額
障害（補償）等給付	障害（補償）等年金	業務災害、複数業務要因災害または通勤災害による傷病が治ゆ（症状固定）した後に障害等級第1級から第7級までに該当する障害が残ったとき	障害の程度に応じ、給付基礎日額の313日分から131日分の年金
	障害（補償）等一時金	業務災害、複数業務要因災害または通勤災害による傷病が治ゆ（症状固定）した後に障害等級第8級から第14級までに該当する障害が残ったとき	障害の程度に応じ、給付基礎日額の503日分から56日分の一時金
遺族（補償）等給付	遺族（補償）等年金	業務災害、複数業務要因災害または通勤災害により死亡したとき	遺族の数などに応じ、給付基礎日額の245日分から153日分の年金
	遺族（補償）等一時金	(1) 遺族（補償）等年金を受け得る遺族がないとき (2) 遺族（補償）等年金を受けている方が失権し、かつ、他に遺族（補償）等年金を受け得る人がない場合であって、すでに支給された年金の合計額が給付基礎日額の1000日分に満たないとき	給付基礎日額の1000日分の一時金 （(2) の場合は、すでに支給した年金の合計額を差し引いた額）
葬祭料等（葬祭給付）		業務災害、複数業務要因災害または通勤災害により死亡した人の葬祭を行うとき	315,000円に給付基礎日額の30日分を加えた額（その額が給付基礎日額の60日分に満ない場合は、給付基礎日額の60日分）
傷病（補償）等年金		業務災害、複数業務要因災害または通勤災害による傷病が療養開始後1年6ヶ月を経過した日または同日後において次の各号のいずれにも該当するとき (1) 傷病が治ゆ（症状固定）していないこと (2) 傷病による障害の程度が傷病等級に該当すること	障害の程度に応じ、給付基礎日額の313日分から245日分の年金
介護（補償）等給付		障害（補償）等年金または傷病（補償）等年金受給者のうち第1級の者または第2級の精神・神経の障害及び胸腹部臓器の障害の者であって、現に介護を受けているとき	常時介護の場合は、介護の費用として支出した額（ただし、172,550円を上限とする） 親族等により介護を受けており介護費用を支出していない場合、または支出した額が77,890円を下回る場合は77,890円 随時介護の場合は、介護の費用として支出した額（ただし、86,280円を上限とする） 親族等により介護を受けており介護費用を支出していない場合、または支出した額が38,980円を下回る場合は38,980円
二次健康診断等給付		事業主が行った直近の定期健康診断等（一次健康診断）において、次の (1)、(2) のいずれにも該当するとき (1) 血圧検査、血中脂質検査、血糖検査、腹囲またはBMI（肥満度）の測定のすべての検査において異常の所見があると診断されていること (2) 脳血管疾患または心臓疾患の症状を有していないと認められること	二次健康診断および特定保健指導の給付

※1　療養のため通院した場合には、通院費が支給される場合があります。
※表中の金額などは令和5年4月1日改定後のものです。

第12章　保険診療以外の医療費

12-4
健康診断・人間ドック
病気の予防のために

病気を早期に発見することは、心や体にかかる負担も少なく、治癒の可能性も高く、また要する期間も少なくなります。医療費が少なくて済むということも大きなポイントとなります。しかし、病気を予防するための「健康診断」や「人間ドック」は、病気の治療が目的ではないため、医療保険を使うことはできません。受診する医療機関によっても料金が異なります。

▶ 健康診断について

健康診断については、**労働安全衛生法**で「事業者は、労働者に対し、厚生労働省令で定めるところにより、医師による健康診断を行わなければならない。」と決まっています。健康診断の実施は従業員数や会社の規模で決まるものではなく、小さな会社でも人を雇えば、健康診断（雇入時健康診断および一般業務従事者は年1回以上、特定業務従事者は半年に1回以上の定期健康診断）を受けさせる義務が発生します。労働者にとっては、事業者が行う健康診断を受けなければならない義務があります。

2015年12月から、医師などによる心理的な負担の程度を把握するための検査（**ストレスチェック**）の実施が、常時使用する労働者数が50人以上の事業者の義務となりました（50人未満の事業場については当面の間努力義務とされます）。

検査の結果、一定の要件に該当する労働者から申し出があった場合、医師による面接指導を実施することが事業者の義務とされています。

また、学校の児童、生徒、学生や学校職員については、**学校保健安全法**により、毎学年6月30日までに、健康診断を行うことが定められています。

自営業者や主婦の場合には、地方自治体が主催する各種健診を受けることも可能です。内容や料金は地方自治体によって異なりますが、比較的安価（無料や、ワンコインのところもあります）で健診が受けられます。

2008年4月から、40歳以上の人には**特定健康診査**（メタボ検診）が義務付けられています。

▶ 人間ドックについて

　人間ドックは日本独自の発想で、予防医学の観点から自覚症状の有無に関係なく定期的に病院・診療所に赴き、身体各部位の精密検査を受けて、普段気がつきにくい疾患や臓器の異常や健康度などをチェックする健康診断の一種です。

　精密検査を行うため、一般的な健康診断よりも料金が割高になります。

　一般的な料金は、1日（日帰り）ドックで、全国平均で約3万円（3万円～5万円）程度、2日ドックで、5万円～10万円程度が相場のようです。

　人間ドックを受診する際には、いくつかの検査機関を比較して、受けたい検査項目がもれなくあるか、不要な検査が多くないか、料金が適正かなど、よく確認しておくことが大切です。人間ドックの受診に対して補助を行う保険者もありますので、自分が加入している健康保険組合の事務所などに確認するのもよいでしょう。

特定健康診査	
対象者	実施年度中に 40-75 歳に達する加入者（被保険者・被扶養者） 実施年度を通じて加入している（年度途中に加入・脱退がない）者 除外規定（妊産婦・刑務所服役中・長期入院・海外在住など）に該当しない者 ※年度途中に 75 歳に達する加入者は、75 歳に到達するまでの間が対象
基本的な健診の項目	○ 質問票（服薬歴、喫煙歴など） ○ 身体計測（身長、体重、BMI、腹囲） ○ 理学的検査（身体診察） ○ 血圧測定 ○ 血液検査 　・脂質検査（中性脂肪、HDL コレステロール、LDL コレステロール） 　・血糖検査（空腹時血糖または HbA1c、やむを得ない場合は随時血糖） 　・肝機能検査（GOT、GPT、γ－GTP） ○ 検尿（尿糖、尿蛋白）
詳細な健診の項目	○ 貧血検査（赤血球数、血色素量、ヘマトクリット値） ○ 心電図検査（12 誘導心電図） 当該年度の特定健康診査の結果等において、収縮期血圧 140mmHg 以上もしくは拡張期血圧 90mmHg または問診等で不整脈が疑われる者 ○ 眼底検査 当該年度の特定健康診査の結果等において、血圧または血糖が次の基準に該当した者 　・血圧：収縮期 140mmHg 以上又は拡張期 90mmHg 以上 　・血糖：空腹時血糖値が 126mg/dl 以上、HbA1c（NGSP 値）6.5%以上または随時血糖値が 126mg/dl 以上 ○ 血清クレアチニン検査（eGFR による腎機能の評価を含む） 当該年度の特定健康診査の結果等において、血圧または血糖が次の基準に該当した者 　・血圧：収縮期 130mmHg 以上または拡張期 85mmHg 以上 　・血糖：空腹時血糖値が 100mg/dl 以上、HbA1c（NGSP 値）5.6%以上または随時血糖値が 100mg/dl 以上

12-5
予防接種
「定期予防接種」と「任意予防接種」

予防接種とは、病気に対する免疫をつけるために抗原物質（ワクチン）を投与（接種）することで、接種により原体の感染による発病、障害、死亡を防いだり和らげたりすることができます。さらに伝染病の抑止に最も効果的で、コストパフォーマンスの高い方法だと考えられています。

▶ 定期予防接種

定期予防接種は、**予防接種法**に基づいて接種され、対象年齢の接種費用には自治体による公費助成が行われます。A類疾病については地方公共団体の多くで無償とされます（行政措置予防接種）。なお、予防接種により健康被害が発生した場合は、救済制度があります。

A類疾病……**疾患の発生及び集団でのまん延の予防を目的とし、接種対象者またはその保護者などに接種の努力義務が課されています。**
B類疾病……**主に個人予防に重点をおき、努力義務はありません。**

新型コロナワクチンの全額公費による接種は、令和6年3月31日で終了しました。令和6年4月1日以降、65歳以上の人及び60歳から64歳で対象となる人＊には、新型コロナの重症化予防を目的として、秋冬に自治体による定期接種が行われ、費用は原則有料となります（接種を受ける努力義務や自治体からの接種勧奨の規定はありません）。令和6年4月1日以降に定期接種以外で接種を希望する人は、任意接種として、自費で接種を受けることになります。

▶ 任意予防接種

任意接種は、予防接種法に定めがなく、被接種者（またはその親権者など）の自由意思による接種です。接種費用は、全額自己負担となります。なお、予防接種により健康被害が発生した場合は、**医薬品副作用被害救済制度**が適用されます。

＊**対象となる人**：60〜64歳で心臓、腎臓または呼吸器の機能に障害があり、身の回りの生活が極度に制限される人、ヒト免疫不全ウイルス（HIV）による免疫の機能に障害があり日常生活がほとんど不可能な人。

　流行性耳下腺炎（おたふくかぜ）、A型肝炎、成人用肺炎球菌、狂犬病などの他、定期接種の対象年齢層以外に対するA類疾病／B類疾病も任意接種となります。

接種できるワクチンと接種年齢の目安（数回接種が必要な場合は1回目）

定期予防接種		予防できる感染症	初回接種時期目安（カッコ内は接種回数）
A類疾病	B型肝炎	B型肝炎	生後2か月〜（27日以上の間を空けて2回、1回目の接種から139日以上の間を空けて1回）※母親がHBVキャリアの場合は、定期接種とは異なるスケジュールで接種します（健康保険適応）
	ヒブ（インフルエンザ菌b型）	ヒブ感染症（特に細菌性髄膜炎・喉頭蓋炎）	生後2か月〜（4回：初回3回、追加1回）
	小児用肺炎球菌	小児の肺炎球菌感染症（細菌性髄膜炎、肺炎など）	生後2か月〜（4回：初回3回、追加1回）
	DPT-IPV（四種混合）	ジフテリア、百日せき、破傷風、ポリオ（小児まひ、急性灰白髄炎）	生後3か月〜（4回：初回3回、追加1回）
	BCG	結核	生後5〜8か月未満（1回）
	はしか（麻しん）風しん混合	麻しん、風しん	1歳の誕生日を迎えたらすぐ（2回：初回1回、追加1回）
	日本脳炎	日本脳炎	3歳（1期 3回：初回2回、追加1回、2期 9歳で4回目）
	DT（二種混合）	ジフテリア、破傷風	11歳（DPT、DPT-IPVの追加として1回）
	HPV（2種類）	子宮頸がん※1	中学1年生（3回：1回目の1か月後または2か月後に2回目、6か月後に3回目）
	水痘（みずぼうそう）	水痘（みずぼうそう）	1歳の誕生日を迎えたらすぐ（2回：初回1回、追加1回）
B類疾病	成人用肺炎球菌	中耳炎、肺炎、気管支炎、菌血症、髄膜炎など	(1) 65歳以上（1回）※2 (2) 未接種の場合定期検査として1回接種
	インフルエンザ	インフルエンザ	(1) 65歳以上（年1回） (2) 60歳以上65歳未満で、リスクが高い場合（年1回）

任意接種	予防できる感染症	初回接種時期目安（カッコ内は接種回数）
ロタウイルス<2回接種>	ロタウイルス感染症（ロタウイルス胃腸炎と脳炎などの重い合併症）	生後2か月（2回）
ロタウイルス<3回接種>	ロタウイルス感染症（ロタウイルス胃腸炎と脳炎などの重い合併症）	生後2か月（3回）
おたふくかぜ	おたふくかぜ（ムンプス）	1〜1歳4か月未満（2回：初回1回、追加1回）
インフルエンザ	インフルエンザ	生後6か月以降の秋（毎秋1〜2回）
A型肝炎	A型肝炎	1歳〜（3回：初回2回、追加1回）
髄膜炎菌	髄膜炎菌感染症	2歳〜（1回）
狂犬病	狂犬病	全年齢（初回2回、追加1回／かまれたら6回）
破傷風	破傷風	全年齢（20代後半以上を目安にDPT、DPT-IPVの追加として1回）

※1 子宮頸がんワクチンの予防接種については、「積極的な接種勧奨を一時的に差し控えるべき」とされていましたが、令和4年4月から、接種体制の整備等を進めながら個別に勧奨を行うこととなりました。なお、積極的な勧奨の差し控えにより接種機会を逃した方への公費による接種機会の提供も行われます。
※2 当該年度に65歳、70歳、75歳、80歳、85歳、90歳、95歳、100歳になる方を対象

第12章　保険診療以外の医療費

12-6
保険外併用療養費制度
評価療養と選定療養

　保険診療と保険外診療を併用する「混合診療」が禁止されているため、保険が適用されない保険外診療を行った場合、保険が適用される診療も含めて、医療費の全額が自己負担となります。ただし、保険外診療を受ける場合でも、厚生労働大臣の定める「評価療養」、「選定療養」ならびに「患者申出療養」については、保険診療との併用が認められています。

▶ 保険外併用療養費の仕組み

　保険診療との併用が認められる場合、通常の治療と共通する部分（診察・検査・投薬・入院料など）の費用は、一般の保険診療と同様に扱われ、その部分については一部負担金を支払うことになります。

　残りの額は「**保険外併用療養費**」として健康保険から給付が行われます。

　また、被扶養者の保険外併用療養費にかかる給付は、**家族療養費**として給付が行われます。

▶「評価療養」とは

　「**評価療養**」とは、将来、保険適用にするかどうかの評価段階にある高度な医療技術のことで、次の5区分が認められています。

　　①先進医療
　　②医薬品、医療機器、再生医療等製品の治験に係る診療
　　③薬事法承認後で保険収載前の医薬品、医療機器、再生医療等製品の使用
　　④薬価基準収載医薬品の適応外使用
　　　（用法・用量・効能・効果の一部変更の承認申請がなされたもの）
　　⑤保険適用医療機器、再生医療等製品の適応外使用
　　　（使用目的・効能・効果等の一部変更の承認申請がなされたもの）

評価療養に該当する診療を受けた患者は、評価療養部分の費用については、全額自己負担となりますが、通常の保険診療分の費用については、一部自己負担で済みます。なお、評価療養のうち「先進医療」を受けられるのは、「施設基準に該当し厚生労働大臣の承認を受けた保険医療機関」に限られています。

▶ 「選定療養」とは

「**選定療養**」とは、快適性や利便性などを求める患者が、自分で選択する特別な医療サービスのことで、下記のサービスなどが認められています。

①特別の療養環境（差額ベッド）（救急の場合、治療上必要な場合、同意書へのサインがない場合などを除く）

②歯科の金合金等

③金属床総義歯

④予約診療（緊急時などは除く）

⑤時間外診療

⑥紹介状なしの200床以上の病院での初診

⑦200床以上の病院の再診（他の医師を紹介したにもかかわらず患者が希望した場合）

⑧小児う蝕の指導管理

⑨180日以上の入院

⑩制限回数を超える医療行為（月13単位を超える慢性期患者のリハビリテーションなど）

⑪水晶体再建に使用する多焦点眼内レンズ

▶ 患者申出療養

2016年4月から、保険外併用療養費制度の新たな枠組みとして「**患者申出療養**」が加わりました。患者申出療養は、未承認薬などを迅速に保険外併用療養として使用したいという、困難な病気と闘う患者の思いに応えるため、患者からの申出を起点とする新たな仕組みとして創設されたものです。将来的に保険適用につなげるためのデータや科学的根拠を集積することを目的としています。

第12章まとめ

●医療保険を使えないケースには、以下のものがあります。

　①交通事故（自動車事故）
　②労働災害
　③第三者の故意・過失による病気やケガ
　④自分の故意による病気やケガ
　⑤飲酒やけんかによる病気やケガ

●健康診断、予防接種、美容整形、通常分娩、歯列矯正、経済的な理由による人工妊娠中絶及び避妊手術も、医療保険による診療は行えません。

●自動車事故（交通事故）では、法的に加入を義務付けられている「自賠責保険」のほか、ドライバーが任意に加入する「任意保険」によって補償されます。

●労働者の業務上または通勤途上における傷病については、労災保険が適用されます。通勤途上の自動車事故（交通事故）では、自賠責保険が優先適用されます。

●健康診断や人間ドックでは、医療保険は適用されません。被雇用者であれば、年1回の法定健康診断を受けられます。自営業者や主婦の場合には、地方自治体が主催する各種検診を受けることが可能です。また、児童、生徒、学生、教職員は学校保健安全法に基づく健康診断を受けられます。

●予防接種は、「定期予防接種」と「任意予防接種」に分けられます。「定期予防接種」は、疾患の発生及び集団でのまん延の予防を目的として、接種対象者または親権者に接種の努力義務が課せられています。「任意予防接種」は非接種者または親権者の自由意思による接種です。毎年インフルエンザが流行しており、65歳以上の老人などでは、「定期予防接種」（ただし努力義務のないB類疾病）に指定されています。

●保険外併用療養費制度には、高度な医療技術である「評価療養」と、患者が自分で選択できる「選定療養」があり、2016年4月には新たに「患者申出療養」が加わりました。

第**13**章

今後の医療制度の課題と方向性

　医療機関を取り巻く状況は、高齢化、人口減、経済情勢の変化など多くの課題を抱えています。地域医療構想、地域包括ケアなど国が示した方向性の中で、自院のポジショニグ、提供機能などをあらためて明確化する必要があるといえます。

　医療の質の向上のために、医療制度改革が実行され、診療報酬の改定が実施され、それが医業経営にも大きく影響する、という医療制度の流れを読むことの大切さが、本書を通じてご理解いただけると思います。

　医療機関の経営にとって難しい局面が続きますが、、安定的な経営のための戦略立案が必要で、特に地域包括ケアシステムを支える地域医療連携の重要性がますます重要といえます。

地域医療構想の継続
2040年に向けて地域医療構想実現のために政策継続

2025年をゴールに設定した地域医療構想も、猶予期間は残すところ1年となりました。しかし、右ページの図表にあるように2022年時点での病床機能報告と、2025年のあるべき姿との間には、まだ大きな乖離があるのが現状です。

▶ 2025年の先を見据え「新たな地域医療構想」を策定予定

2025年度以降、高齢者数の増加スピードは鈍化する（ピークアウトし減少に転じる地域もある）ものの、支え手となる現役世代人口が急速に減少していくことがわかっています。

ここへきて「**2025年度の先を見据えたポスト地域医療構想の作成**」などを求める声も強くなっています。厚労省地域医療計画課長はこの点について、「2040年頃を視野に入れつつ、新型コロナウイルス感染症禍で顕在化した課題を含め、中長期的課題について整理し『新たな地域医療構想』を策定する」考えを明確に表明し、今後、「新たな地域医療構想の策定に向けた課題整理・検討を行う」ことも明らかにしました。

2024年度診療報酬改定においても、改定の基本的視点と具体的方向性の2番目として、ポスト2025を見据えた地域包括ケアシステムの深化・推進や医療DXを含めた医療機能の分化・強化、連携の推進があげられています。

今後、厚労省で「ポスト地域医療構想」に関する検討・制度的対応を行い、2025年度に各都道府県で「ポスト地域医療構想」（機能別必要病床数の新たな設定など）を作成、2026年度から「ポスト地域医療構想」の実現に向けた取り組みを各都道府県・病院で進めるという大まかなスケジュール案も示されました。

医療機関においても引き続き、地域の人口動態、他医療機関の動向を見ながら自院のポジショニングを明確にし、提供する医療機能の分化・強化をはかり、地域の医療機関・介護施設・障害者施設と連携をとりながら、地域包括ケアシステムの重要な担い手であるケアマネージャーとの情報交換も進めて、患者・利用者本位のサービス提供に努めることが求められています。

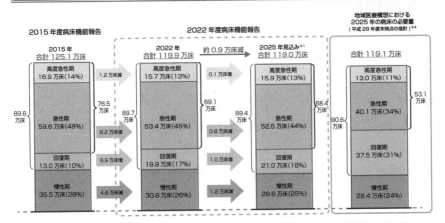

2022年度病床機能報告について

※1 2022年度病床機能報告において、「2025年7月1日時点における病床の機能の予定」として報告された病床数
※2 対象医療機関数及び報告率が異なることから、年度間比較を行う際は留意が必要
※3 端数処理をしているため、病床数の合計値が合わない場合や、機能ごとの病床数の割合を合計しても100%にならない場合がある
※4 平成25年度（2013年度）のNDBのレセプトデータ及びDPCデータ、国立社会保障・人口問題研究所「日本の地域別

出典：中央社会保険医療協議会総会（第548回）資料「入院について（その1）」
データ出典：2022年度病床機能報告

2025年以降における地域医療構想について

○地域医療構想については、これまでもPDCAサイクルや都道府県の責務の明確化による取組の推進を行ってきており、現在の2025年までの取組を着実に進めるために、PDCAも含め責務の明確化による取組の強化を図っていく。
○さらに、2025年以降についても、今後、高齢者人口がピークを迎えて減少に転ずる2040年頃を視野に入れつつ、新型コロナ禍で顕在化した課題を含め、中長期的課題について整理し、新たな地域医療構想を策定する必要がある。そのため、現在の取組を進めつつ、新たな地域医療構想の策定に向けた課題整理・検討を行っていく。
（検討のスケジュールのイメージ）

	2022年度	2023年度	2024年度	2025年度	2026年度
新しい地域医療構想の検討・取組		国における検討・制度的対応		都道府県における策定作業	新たな構想に基づく取組
現行の地域医療構想の取組	構想に基づく取組				

出典：第21回第8次医療計画等に関する検討会 資料1「地域医療構想について」（令和4年12月23日）

救急について
今後増加する高齢者救急への対応

高齢化の伸展の中で、救急搬送の在り方に大きな変化が見えています。次ページ下の図は救急搬送人員の10年間の比較を表していますが、高齢化・軽症化が顕著になっていることがわかります。これは、中医協などでも議論されています。

▶ 中医協総会などでの、救急搬送などについての主な意見

「中央社会保険医療協議会総会（第570回）議事次第」から、これまでの中医協総会などにおける救急搬送などに係る主な意見を引用・紹介します。

・救急医療における機能分化のためには、三次医療機関が求められている役割をより果たすためにも、三次医療機関での対応が求められる患者への対応により重点化すべきではないか。

・リハビリ専門職は回復期リハビリテーション病棟や地域包括ケア病棟に多く配置されているため、救急医療機関からの必要な下り搬送を推進するとともに、急性期の高齢者を早期のリハビリが可能な地域包括ケア病棟等で受け止めることが望ましいのではないか。

・救急搬送される高齢患者については、誤嚥性肺炎や尿路感染症が迅速に治療され結果的に早期に回復する場合でも、発症の段階では重篤な疾患との判別が困難な場合があるため、不必要に救急搬送されている場合が多いわけではないことに留意すべきではないか。

・特に高齢者救急においては重篤度の判断が困難な場合もあるため、救急搬送で三次救急病院に搬送され、結果的に三次救急病院以外でも対応可能な病態の患者であった場合には、迅速に下り搬送を行うことが重要ではないか。

●入院・外来医療等の調査・評価分科会（検討結果とりまとめ）

・高齢者等に対する急性期医療への対応においては、まずは診断をつけることが重要である場合があることや、三次救急医療機関は高度な医療に集中すべ

きであることから、救急医療機関で初期対応を行った後の転院搬送について評価するとともに、地域包括ケア病棟等によるこうした転院搬送の患者の受入についても評価すべきではないか。

　これらの救急搬送の実態を受け、今回の診療報酬改定において、初期診療後の救急患者の転院搬送に対する評価として「救急患者連携搬送料」が、また、地域で救急患者などを受け入れる病棟の評価として「地域包括医療病棟入院料」が新たに算定されました。

10年前と現在の救急搬送人員の比較（年齢・重症度別）

高齢者の人口増加に伴い、高齢者の救急搬送人員が増加し、中でも軽症・中等症が増加している。

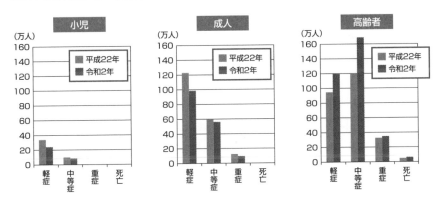

傷病程度とは、救急隊が傷病者を医療機関に搬送し、初診時における医師の診断に基づき、分類する。

> 死亡：初診時において死亡が確認されたもの
> 重症（長期入院）：傷病程度が3週間の入院加療を必要とするもの
> 中等症（入院診療）：傷病程度が重症または軽症以外のもの
> 軽症（外来診療）：傷病程度が入院加療を必要としないもの

「救急・救助の現況」（総務省消防庁）のデータをもとに分析したもの

出典：中央社会保険医療協議会 総会（第573回）資料「入院（その8）高齢者の救急患者等に対応する入院医療について」
　　　（令和5年12月15日）

精神科医療における地域移行の推進
病床数の適正化に向けて長期患者の退院を促進

地域医療構想スタート時に、国は2025年における4つの機能別病床のあるべき数値目標を掲げました。精神病床についても、2025年には27万床に削減する目標を掲げていましたが、2022年10月現在における精神病床数は、321,828床と目標を大きく上回る数値となっています。

▶ 岐路に立つ精神科病院

精神病床の削減は思うように進んでいませんが、入院患者数の減少は顕著なものがあります（右ページ上図参照）。2002年（平成14年）から2020年（令和2年）の18年間で、4.8万人（－15％）減少しています。特に5年以上の入院患者の減少が顕著で、5.1万人減っています。

精神科病院の経営スタイルは長らく、患者単価は低いが、長期療養する患者の入院により高い稼働率（100％に近い）で運営することで、収益・利益を維持するというものでした。しかし、先述した長期入院患者の減少は、そうした経営が成り立たなくなってきていることを示しています。現に、精神科病院の現場では入院患者の減少に苦慮している状況です。

▶ 精神科地域包括ケア病棟入院料の創設

厚労省は、この流れをさらに推進しようとしています。下図のように、2029年（令和11年）には入院患者数がさらに23.8万人（2020年比－3.5万人）にまで減少すると予測しています。これは、統合失調症の薬の開発、外来機能の強化、一般病院における認知症患者の取り扱いの増加など、理由は様々考えられますが、地域移行政策が大きく影響していると思われます。

2024年度の診療報酬改定で精神科地域包括ケア病棟入院料が創設され、医療機関は、適正な稼働率で効率よく診療報酬を得る経営スタイルへの転換が必要といえます。また、外来、訪問、デイケアなどへの進出も不可欠といえます。

精神病床における入院患者数の推移

○精神病床における入院患者数は、約 27.3 万人。
○入院期間別では、1 年以上入院している患者の数が約 17.0 万人(約 62%)。
○5 年以上入院している患者の数が、顕著に減少している。

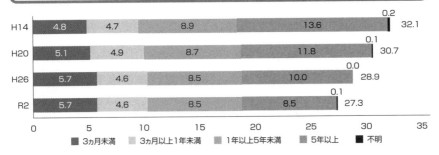

凡例: ■ 3ヵ月未満　■ 3ヵ月以上1年未満　■ 1年以上5年未満　■ 5年以上　■ 不明

出典：厚生労働省「患者調査」より障害保健福祉部精神・障害保健課で作成／中央社会保険医療協議会 総会(第566回)
資料「個別事項(その6)精神医療について(その1)」(令和5年11月22日)

精神病床における入院患者数の将来推計結果

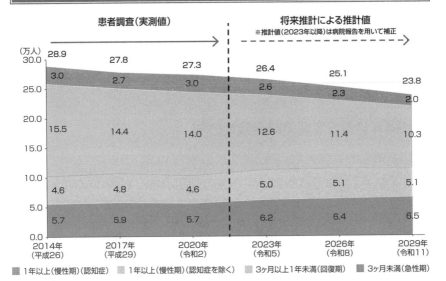

凡例: ■ 1年以上(慢性期)(認知症)　■ 1年以上(慢性期)(認知症を除く)　■ 3ヶ月以上1年未満(回復期)　■ 3ヶ月未満(急性期)

【精神病床における入院期間別類型】
医療計画(※)において、「急性期」入院後 3 ヶ月未満、「回復期」3 ヶ月以上 1 年未満、「慢性期」1 年以上と規定。※令和 6 年度から開始される第 8 次医療計画においても同様の取扱い。

出典：令和4年度厚生労働行政推進調査事業費補助金(障害者政策総合研究事業)「良質な精神保健医療福祉の提供体制構築を目指したモニタリング研究」研究班提出資料より障害保健福祉部精神・障害保健課にて改変／中央社会保険医療協議会総会(第566回)資料「個別事項(その6)精神医療について(その1)」(令和5年11月22日)

医療計画について
二次医療圏における連携に重要な役割

医療計画とは、国の定める基本方針に即し、都道府県が地域の実情に応じて、当該都道府県における医療提供体制の確保を図るために策定するものです。

▶ 事業に「新興感染症発生・まん延時における医療」が追加

地域医療計画は従来、国が作成していましたが、2008年度（平成20年）より各都道府県で作成されるようになりました。理由は、日本の国土は狭いとはいえ南北に長く、東北地区では脳疾患系、沖縄地区では糖尿病といったように各都道府県で対応すべき疾患に違いがあるためです。

医療計画は二次医療圏ごとの連携体制の構築を目的としており、当該医療圏にある医療機関が提供する医療機能とその名称が記載されていて、住民には貴重な情報源といえます。記載事項は、2008年度においては4疾病・5事業に関する連携体制についてでしたが、2013年度、疾病に精神疾患が、領域として在宅が追加されました。**2024年度には、事業に「新興感染症発生・まん延時における医療」が追加されています。**

▶ 2024年は第8次医療計画策定の年

医療計画は2018年までは5年ごとに改定されていましたが、2018年以降、6年ごとの改定に改められました。2018年、医療と介護のダブル改定とともに医療計画の改定も行われ、その際に医療連携の構築に資する改定ができたため、以降の改定は6年ごととなりました。今後は、必ず医療と介護のダブル改定の年には医療計画の改定も行われることになります。

2024年度は、**第8次医療計画**が策定されます。厚労省から各都道府県知事あての医療計画に関する通達の中で「医療機関及び関係機関の機能の分担及び連携により、切れ目なく医療を提供する体制を構築することが必要である」と医療連携の必要性が示されており、今後の地域包括ケア実現のために医療計画の果たす

役割が大きいことが推察されます。

5疾病・6事業の医療資源・医療連携などの現状を把握

4 疾病(2008 年度)
⇒　5 疾病(2013 年度)
- がん
- 脳卒中
- 急性心筋梗塞
- 糖尿病
- 精神疾患

在宅(2013 年度)

5 事業(2008 年度)
⇒　6 事業(2024 年度)
- 救急医療
- 災害時における医療
- へき地の医療
- 周産期医療
- 小児医療
- 新興感染症発生・まん延時における医療

医療計画について

病院の病床及び診療所の病床の整備を図るべき地域的単位として区分

二次医療圏

335医療圏(令和3年10月現在)

【医療圏設定の考え方】
一般の入院に係る医療を提供することが相当である単位として設定。その際、以下の社会的条件を考慮。
　・地理的条件等の自然的条件
　・日常生活の需要の充足状況
　・交通事情　等

三次医療圏

52医療圏(令和3年10月現在)
※都道府県ごとに1つ(北海道のみ6医療圏)

【医療圏設定の考え方】
特殊な医療を提供する単位として設定。ただし、都道府県の区域が著しく広いことその他特別な事情があるときは、当該都道府県の区域内に二以上の区域を設定し、また、都道府県の境界周辺の地域における医療の需給の実情に応じ、二以上の都道府県にわたる区域を設定することができる。

国の指針において、一定の人口規模及び一定の患者流入／流出割合に基づく、二次医療圏の設定の考え方を明示し、見直しを促進。

医業経営、効率化への取り組み
経営資源の活用による収益の増大へ

少子高齢化の進展の中、医療機関を取り巻く経営環境が厳しさを増していることは周知のとおりですが、地域医療構想、地域包括ケアシステムの医療提供体制を受け入れ「質の高い効率的な医療」を実現する医業経営が求められています。

医療の質の向上がより大きな収益を導く

医業経営とは、医療機関の使命である「地域住民に良質な医療を継続的に提供する」ことを実現するために必要な利益を確保できるよう、管理運営を行うことであると筆者は考えています。医療は得られた利益を配当してはいけないという法の定めがあるために、あたかも利益を追求してはいけないかのような風潮もありますが、冒頭に述べたように、よい医療を提供するためには適正な利益を出すことが必須だと考えています。

要は、出た利益をどう配分するかが重要なのです。よい治療をするための先進医療器の購買、患者アメニティー向上のための設備投資、従業員の幸福増大のための賃金増、などに利益を配分することが求められています。

では利益はどうやって出すか、収益－費用＝利益ですから、利益増大のためには収益を増やすか、費用を削減するかです。もちろん、無駄な費用は効率化しなければいけませんが、医業経営の場合は、右ページ上図にあるように費用を経営資源と捉え、適正な経営資源を投入してより大きな収益を上げるという考え方が重要です。

右ページの下図は回復期リハビリテーション病棟の基準向上の事例ですが、ヒトという経営資源を投入することにより、投入コストの倍近い収益が得られることを示しています（診療報酬、施設基準は令和4年時点）。診療報酬は仕組みとして、医療の質を高めるために経営資源を投入すると、資源費用以上の診療報酬が得られるようになっています。特に昨今の改定においては、プラス部分は質向上に資する加算部分に充てられていることを考えると、冒頭で述べたように、地域住民に

質の高い医療を提供することが経営改善の要諦であるといえるでしょう。

医業経営における利益の考え方

医業経営における利益の考え方

医業収益 ↑ － 医業費用 ↑
（経営資源）

適正な経営資源の投入（機能強化）による
効果的な収益増大

経営資源の投入による回復期病棟の改善事例

1日患者数…45人	疾患別…脳血管50%　運動器50%
1単位当たり点数…脳血管1：245点　運動器1：185点　平均215点	

	現状	人員増員後
算定単位	回復期リハビリテーション病棟入院料4　1,841点	回復期リハビリテーション病棟入院料2　2,066点
看護基準	15:01	13:01
配置看護職員数	14人　休日122日	16人　休日122日
患者1人1日当たりリハビリ実施数	4単位	6単位
必要リハビリスタッフ配置人員	15人	22.5人
セラピスト実施数	18単位/日　休日122日	18単位/日　休日122日
患者1日1人単価	18,410＋4×2,150＝27,010	20,660＋6×2,150＝33,560
年間収益	27,010×45×365＝4億4,363万9,000円	33,560×45×365＝5億5,122万3,000円

増収額：1億758万4,000円
人件費増：450万円/年×1.2（法定福利費など諸経費）×（看2人＋リハ7.5人）＝5,130万円
増益額：約5,600万円

人件費：『2022年版病院賃金実態資料』（医療経営情報研究所・編／経営書院）より

第13章まとめ

● 改定の基本的視点と具体的方向性として、2040年を目指して、ポスト2025を見据えた地域包括ケアシステムの深化・推進や医療DXを含めた医療機能の分化・強化、連携の推進があげられています。

● 高齢化の伸展の中で、救急搬送の在り方に大きな変化が見えています。高齢化・軽症化が顕著になっています。高度急性期の救急対応のあり方などを含め、対応が求められています。

● 精神科病院の経営スタイルであった、患者単価は低いが長期に療養する患者の入院により高い稼働率（100%に近い）で運営し、収益・利益を維持する経営が成り立たなくなってきています。

● 医療計画は二次医療圏ごとの連携体制の構築を目的としており、5疾病、6事業に関する連携体制に関して、各医療機関が提供する医療機能とその名称が記載されており、住民には貴重な情報源といえます。

● 診療報酬の仕組みは、医療の質を高めるために経営資源を投入すると、資源費用以上の診療報酬が得られる仕組みになっています。

索 引

INDEX

著者紹介

伊藤　哲雄 (いとう　てつお)　監修・第1章、第2章、第13章担当

医療総研株式会社　代表取締役社長
1953年生まれ。横浜国立大学経営学部卒業後、商社勤務を経て、1996年医療総研株式会社に入社。2009年、代表取締役社長に就任。中小企業診断士・認定登録医業経営コンサルタントとして、複数の病院の経営改善コンサルティングを行う傍ら、多数の講演会、研修などを実施。著書に『covid-19後の医業経営戦略』(共著、ぎょうせい)『医業経営者のための介護経営マニュアル』(共著、日本医療企画)、『最新医業経営Q&A』(共著、日本医業経営コンサルタント協会)、『医業経営コンサルティングマニュアル　Ⅰ：経営診断業務編①、Ⅱ：経営診断業務編②、Ⅲ：経営戦略支援業務編』(共著、日本医業経営コンサルタント協会)などがある。また、川崎医療福祉大学大学院客員教授・非常勤講師として学生の指導を行っている。

森田　仁計 (もりた　よしかず)　第3〜11章担当

医療総研株式会社　常務執行役員　経営学修士 (MBA)
1982年、埼玉県生まれ。法政大学工学部卒業後、株式会社三菱化学ビーシーエル(現LSIメディエンス)に入社し、現場営業から開発・企画業務まで携わる。2015年、医療総研株式会社に入社し、認定登録医業経営コンサルタントとして、複数の病院の経営改善や組織開発などの運営改善業務のほか、診療所等の事業承継の支援業務などに従事。また研究活動の一環として、産業能率大学大学院経営管理コースにて経営学修士課程修了。著書に『医業経営コンサルティングマニュアル　Ⅰ：経営診断業務編①、Ⅱ：経営診断業務編②、Ⅲ：経営戦略支援業務編』(共著、日本医業経営コンサルタント協会)などがある。

小野田　昭弘 (おのだ　あきひろ)　第12章担当

医療総研株式会社　コンサルティング事業部主任研究員
1955年、岡山県生まれ。株式会社日立製作所にて、情報システム、衛星通信システムに関する営業、マーケティング、システム構築などの業務に携わる。2005年、医療総研株式会社に入社し、認定登録医業経営コンサルタントとして、医療機関の経営改善や人事制度構築などの業務に従事。また、国土交通省の自動車事故被害者救済対策事業に関する業務を長年担当。著書に『医業経営コンサルティングマニュアル　Ⅰ：経営診断業務編①、Ⅱ：経営診断業務編②、Ⅲ：経営戦略支援業務編』(共著、日本医業経営コンサルタント協会)などがある。

図解入門ビジネス

最新 医療費の仕組みと基本が
よ〜くわかる本［第5版］

| 発行日 | 2024年　5月　6日 | 第1版第1刷 |

編　著　伊藤　哲雄／森田　仁計

発行者　斉藤　和邦
発行所　株式会社　秀和システム
　　　　〒135-0016
　　　　東京都江東区東陽2-4-2　新宮ビル2F
　　　　Tel 03-6264-3105（販売）　　Fax 03-6264-3094
印刷所　三松堂印刷株式会社　　　　Printed in Japan

ISBN978-4-7980-7183-1 C0036